北京儿童医院
BEIJING CHILDREN'S HOSPITAL

福棠儿童医学发展研究中心
FUTANG RESEARCH CENTER
OF PEDIATRIC DEVELOPMENT

U0391660

儿童健康好帮手

新生儿疾病分册

总主编　倪　鑫　沈　颖

主　编　王亚娟
　　　　刘翠青

编　者　（按姓氏笔画排序）
　　　　王亚娟（首都医科大学附属北京儿童医院）
　　　　王慧欣（首都医科大学附属北京儿童医院）
　　　　刘克战（山西省儿童医院）
　　　　刘淑华（河北省儿童医院）
　　　　刘翠青（河北省儿童医院）
　　　　许　平（聊城市人民医院）
　　　　周晓光（南京医科大学附属儿童医院）
　　　　熊　虹（郑州儿童医院）

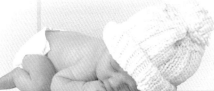

人民卫生出版社

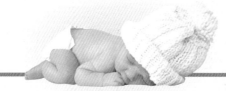

总序

2016年5月,国家卫生和计划生育委员会等六部委联合印发《关于加强儿童医疗卫生服务改革与发展的意见》的文件,其中指出:儿童健康事关家庭幸福和民族未来。加强儿童医疗卫生服务改革与发展,是健康中国建设和卫生计生事业发展的重要内容,对于保障和改善民生、提高全民健康素质具有重要意义。文件中对促进儿童预防保健提出了明确要求,开展健康知识和疾病预防知识宣传,提高家庭儿童保健意识是其中一项重要举措。

为进一步做好儿童健康知识普及与宣教工作,由国家儿童医学中心依托单位首都医科大学附属北京儿童医院牵头,联合福棠儿童医学发展研究中心20家医院知名专家,共同编写了"儿童健康好帮手"系列丛书。本套丛书共计22册,涵盖了儿科22个亚专业中的常见疾病。

本套丛书从儿童常见疾病及家庭常见儿童健康问

题入手,以在家庭保健、门诊就医、住院治疗等过程中家长最关切的问题为重点,以图文并茂的形式,从百姓的视角,用通俗易懂的语言进行编写,集科学性、实用性、通俗性于一体。

本套丛书可作为家庭日常学习使用,也可用于家长在儿童患病时了解更多疾病和就医的相关知识。本套丛书既是家庭育儿的好帮手,也是临床医生进行健康宣教的好帮手。希望本套丛书能够在满足儿童健康成长、提升家庭健康素质、和谐医患关系等方面发挥更大的作用!

总主编
2017 年 5 月

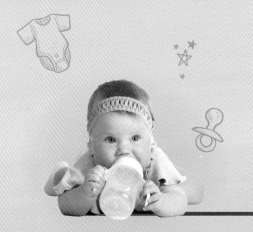

前言

　　儿童是家庭的希望,是民族的未来,优生优育是我国的国策。孩子是父母生命的延续,是父母的希望和精神寄托,拥有健康聪明的宝宝,是每个父母的心愿。在宝宝呱呱落地后,家长们在感受着甜蜜和幸福的同时,还感受着艰辛和担心,新生婴儿的一举一动都牵动着爸爸妈妈的心。新生儿是人生的起点,也是生后生长发育的关键时期。但新生儿免疫力低、抵抗力差,是生命最弱小的群体,若稍有照顾不周,则很容易生病。因而,最需要人们的关注与精心呵护。但刚刚升级为父母,由于缺少应对经验,常常会有很多问题:宝宝的生长发育正常吗? 如何护理宝宝? 宝宝生病了怎么办? 稍有一点儿风吹草动,就会令父母如临大敌:怎么办? 会不会很严重? 马上去医院? 生怕耽误了病情。我国每年出生约 1700 万新生儿,有约 3400 万位年轻父母。家长不仅要给孩子以关爱,还要掌握一定的育儿知识和儿童医学保健知识。为了满足家长对育儿知识的需求,我们编写了本书。

　　本书选择儿童家庭养育、护理及到医院就诊、诊疗过程中的常见问题,以及家长最为关心的问题、诊疗过程中需要反复向家长讲解的问题,选取了 117 个常见问题。共分为三部分:家庭健康教育指导、门诊健康教育指导、住院患儿健康教育指导。编者注重实用性、科学性,用深入浅出、通俗易懂、图文并茂的表达方式对家长普遍关心的科学养育及新生儿常见病的相关知识进行了介绍,为父母排忧解惑。希望广大家长能通过本书获得更多的知识,及早发现并处理新生儿期的常见问题,帮助宝宝健康成长。本书适合于广大的年轻父母们,也可作为儿童保健工作者、基层医务人员和对新生儿感兴趣的医生的教材和参考书。

　　父母多一些常识,孩子就多一分健康!让我们一起为宝宝的健康成长保驾护航!

　　书中若存在疏忽不妥之处,恳请广大读者提出宝贵意见和建议。

王亚娟　刘翠青
2017 年 5 月

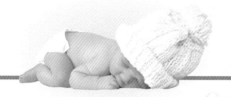

目录

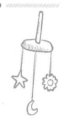

Contents

1 PART 1
家庭健康教育指导

61　PART 2
门诊健康教育指导

117 **PART 3**
住院患儿健康教育指导

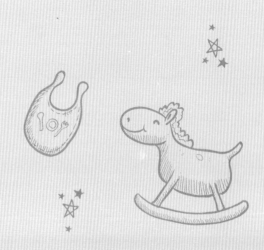

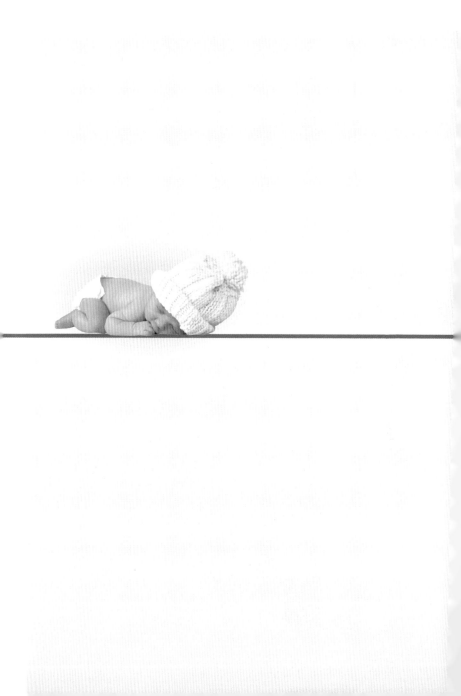

PART 1
家庭健康教育指导

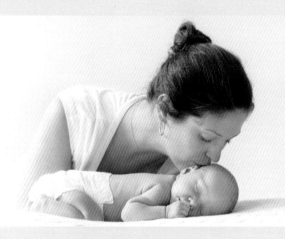

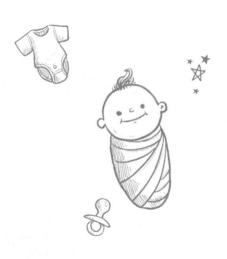

多大的宝宝属于新生儿期?

　　胎儿从母亲的子宫娩出,结扎脐带那一时刻开始,至出生后 28 天,这段时期称为新生儿期,这时的宝宝都称为新生儿。

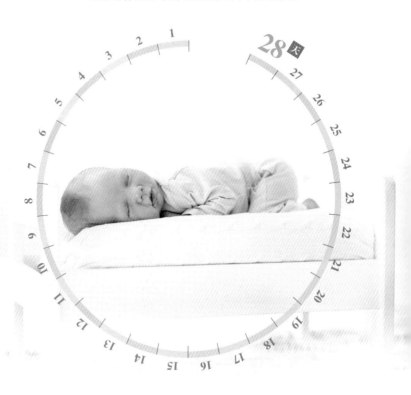

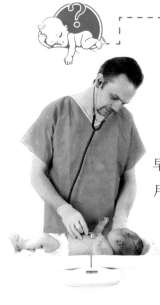

如何判定新生儿是足月儿还是早产儿？

想知道新生儿是足月儿还是早产儿,首先应知道胎龄,即从末次月经第 1 天算起,至婴儿出生。胎龄≥37 周并 <42 周(胎龄在 259～293 天之间)的新生儿称为足月儿;胎龄 <37 周的新生儿(胎龄 <259 天)称为早产儿;常将胎龄≥34 周的早产儿称为近足月儿;胎龄≥42 周(胎龄≥294 天)的新生儿称为过期产儿。

此外,足月儿体重绝大多数达到或超过 2500 克,且哭声响亮,吸吮力强。同时皮肤红润,皮下脂肪丰满,耳壳软骨发育良好,轮廓清楚。四肢运动活跃,处于外展和屈曲姿势。早产儿则有下述特点:胎龄未满 37 周出生,出生体重多数不足 2500 克,身长不到 46 厘米。哭声小,反应及吸吮能力差。头发纤细而卷曲似绒线样。皮肤薄嫩,胎毛较多。指甲软而短。

新生儿的出生
体重和身长应该是多少?

　　体重是反映生长发育的重要标志,是判断小儿营养状况、计算药量、补充液体的重要依据,新生儿出生时平均体重为3000克,正常范围为2500~4000克。新生儿出生时的平均身长是50厘米,男、女新生儿平均有0.5厘米的差异。新生儿满月前后,身长增加3~5厘米为正常。新生儿出生时的身长与遗传关系不大,但进入婴幼儿期,身长增长的个体差异性就表现出来了。遗传、营养、环境、疾病、运动等因素都与身高有着密切的关系。

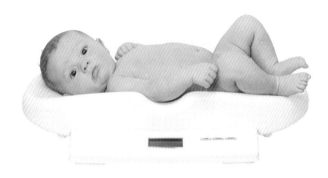

足月正常新生儿
生后护理应该注意哪些问题?

🌸 **新生儿居室条件**:新生儿从医院回家后应安置在阳光充足、空气流通的房间。保持室温在20～22℃、相对湿度在55%～65%,维持体温稳定。定期开窗户通风换气。

🌸 **保持新生儿的呼吸道通畅**:经常检查鼻孔是否通畅,清除鼻孔内的分泌物;保持适宜的体位,仰卧时避免颈部前屈或过度后仰;俯卧时,专人看护防止窒息。在喂奶后应该让宝宝采取头偏右侧卧位,防止溢奶堵住口鼻。

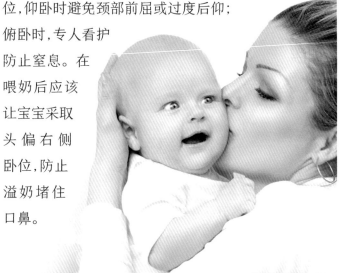

❀ **预防感染**:入室更衣换鞋,家人如果感冒则一定要戴口罩。限制客人的来访时间,如果一定要近距离接触宝宝,请客人务必把手洗干净。新生儿每天沐浴 1 次,达到清洁皮肤和促进血液循环的目的。每天检查脐部,涂以 75% 乙醇,使其干燥。如有感染可用 3% 过氧化氢洗净后,再用安尔碘消毒,或局部使用抗生素。

❀ **母乳喂养**:喂养母乳仍是最好的选择,这样不仅能让宝宝的肠胃功能发育良好,也能获得更强的疾病预防和抵抗能力。

早产儿的特点
及生后护理应注意哪些问题？

早产儿的特点：早产儿头颅相对大，头发呈绒毛状，指甲软，男婴睾丸未降或未全降，女婴大阴唇不能盖住小阴唇。因呼吸中枢发育不成熟，呼吸功能常不稳定，部分可出现呼吸暂停。有些早产婴儿因肺表面活性物质少，可发生肺透明膜病。早产儿吸吮和吞咽反射弱，胃容量小，易发生呛奶和溢乳。因各种消化酶不足、消化和吸收能力弱，易发生呕吐、腹泻和腹胀。早产儿肝脏功能不成熟，生理性黄疸较重且持续时间长。早产儿体温中枢发育不成熟，皮下脂肪少，体表面积大，容易散热，而自身产热少。因此常因周围环境寒冷而导致低体温，甚至硬肿症。早产儿的免疫功能较差，对细菌和病毒的杀伤和清除能力不足，从母体获得的免疫球蛋白较少，容易发生感染。

护理要点：

⚙ **注意保暖**：室内温度应保持在 24～28℃，室内相对湿度 55%～65%。换尿布时动作要快，不要使

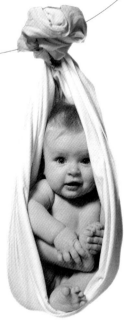

宝宝受凉。

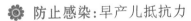

🌸 **合理喂养**：早产儿体重增长快，所需营养量相对高，营养供给要及时，最好是母乳或早产儿配方奶喂养，从小量开始，逐渐增加。

🌸 **防止感染**：早产儿抵抗力低，注意早产儿所处的环境和所接触的物品应定期消毒，要保持室内空气新鲜，房间经常开窗通风。如果家人患有上呼吸道感染时，最好及时隔离，或者戴上口罩。

🌸 **呼吸管理**：早产儿易出现呼吸暂停。在家护理的早产儿在清除口腔内奶汁分泌物后，可给予皮肤刺激、弹足底或面颊，使其哭出声来，减少呼吸暂停的机会。反复出现呼吸暂停的早产儿应及时送医院诊治。

早产儿的智力发育一定落后吗?

早产儿的死亡率较高,因为早产儿各器官系统发育不成熟,容易发生多种合并症,随着儿科抢救技术的提高,目前早产儿成活率逐年增高,虽然早产儿的发育是会比正常儿童慢一些,但早产儿出生后表现出极强的追赶效应,多数早产儿追赶性生长发生在生后的 1~3 年,尤其是出生后的前几个月往往追赶生长速度最快。国外也有研究显示住院期间以及出院后的前两个月是追赶性生长的关键时期。常常先实现头围的追赶,再是体重和身高,而智力的发育不一定落后。

新生儿出生后体重下降正常吗？

　　宝宝出生后的前 5~6 天，父母会发现宝宝体重不但没有增加，反而比出生时候体重轻了，很担心，怕是生了病，其实这属于正常的生理现象，不用担心。新生儿出生后第 1 周内体重会降至出生体重的 5%~8%，7~10 天后逐渐恢复至出生体重，这种体重下降我们称之为生理性体重下降。它是由于新生儿出生后排出胎便和尿液，且通过皮肤、肺等途径丢失了许多水分，加之出生后前几天吃奶较少等原因造成的。以后平均每天可增加 30~40 克，平均每周可增加 200~300 克。如果下降过多或生后 10 天仍未回到出生时水平，就应找找原因了。

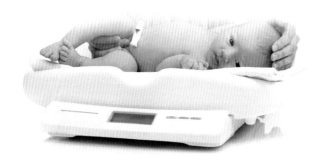

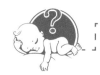

新生儿体重增长多少是正常?

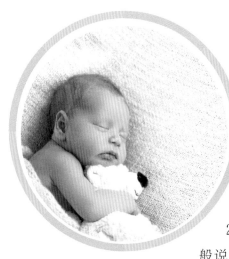

新生儿体重是反映生长发育的重要标志,是判断小儿营养状况、计算药量、补充液体的重要依据。新生儿出生时平均体重为3000克。正常范围为2500~4000克。一般说,小儿体重的增长是随年龄的长大而增加,年龄越小,体重增加越快。新生儿出生后第1周发生"生理性体重下降"后,随着孩子吃奶量的增多,机体对外界环境的适应性逐步调整,体重会逐渐增加,以后平均每天可增加30~40克,平均每周可增加200~300克。婴儿前半年内每个月体重的增长平均为700~800克。若宝宝体重增长不足,应注意疾病因素,喂养因素等。

新生儿鼻塞怎么办?
什么情况需要到医院就诊?

新生儿由于鼻腔小,鼻道短,鼻黏膜毛细血管丰富,着凉后容易发生充血和水肿,鼻子不通气而影响正常呼吸,出现睡眠不实,吃奶费劲、呛奶,严重者可发生青紫和呼吸困难。遇到宝宝鼻子不通气可以采用以下方法处理:如果是由于鼻腔分泌物造成的阻塞,可用棉签将分泌物轻轻地卷拨出来;若是干性鼻痂,可往鼻孔里滴少许食用油,变软后,再用棉签将其拨出;如果是因感冒等情况使鼻黏膜充血肿胀时,可用温湿毛巾敷于鼻根部,能起到一定的缓解作用。还可试着给宝宝变换体位:左侧鼻塞时向右卧,右侧鼻塞向左卧,可使鼻塞减轻。鼻塞影响孩子的睡眠时,可以将头部垫高30度角,以缓解症状。婴幼儿鼻塞时,鼻腔可用生理盐水喷鼻,可减轻鼻黏膜水肿。倘若以上的方法均无法使症状改善,尤其是鼻塞时间过长,甚至影响睡眠、吃奶及精神状态时,应及时去医院就诊。

新生儿尿布疹如何护理？

尿布疹是婴儿时期常见的皮肤问题，它是婴儿臀部的一种炎症，受尿液、粪便以及不洁潮尿布刺激、摩擦后，引起皮肤发红，有红色的斑点状疹子，重者可出现皮肤糜烂。患有尿布疹的宝宝经常会哭闹不安、烦躁、睡不踏实等情况。尿布疹是婴儿臀部为婴儿肛门周围及臀部等尿布遮盖部位发生的接触性皮炎，甚至可导致败血症的发生。家长们一定要重视，尿布疹的预防护理要注意以下方面：

✿ 在尿布疹严重的时候暂时不用尿裤，让孩子的臀部暴露在空气中，尿布下可放置塑料布以免弄脏床褥。谨记不可将塑料布紧贴孩子的臀部，以免影响透气。

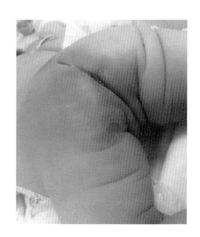

❀ 选用纯棉布做尿布,要勤换尿布。尿布要洗烫后在阳光下晒干再用。

❀ 勤"把尿",以免尿液浸湿皮肤。

❀ 大小便后换尿布时,用纱布或软毛巾蘸温水由前向后将臀部及会阴部轻轻擦洗干净,暴露风干后在医生指导下外用鞣酸软膏、护臀霜,加热消毒后放凉待用的植物油等。尿布疹严重合并感染要及时到医院诊治。

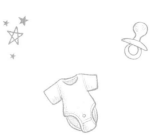

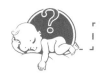

新生儿期适宜的
室内温度和湿度多少合适?
夏天是不是要开空调?

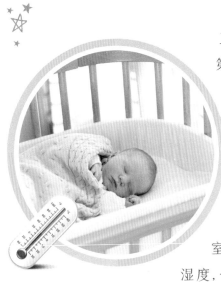

正常新生儿出生后第一天的适宜的室温为 33~35℃,三天以后逐渐降至 22~26 ℃。早产儿的室温要求比正常足月儿高一些。此外,室内还要保持一定的湿度,一般在 50% 左右。同时还要每天定时开窗 2~3 次。炎热夏季出生的新生儿,可用空调、电风扇等方法降温,但应避免风直吹宝宝。空调温度不宜低于 26℃,也应定时开窗换气,以保持室内空气新鲜,有利于新生儿呼吸系统的功能发育,保证身体健康。

新生儿为什么
总打嗝？打嗝时应该怎么办?

　　打嗝是婴儿期一种常见的症状。不停地打嗝是因膈肌痉挛,横膈膜连续收缩所致。膈肌运动是受自主神经控制的,宝宝出生后一两个月,由于调节横膈膜的自主神经发育尚未完善,当宝宝受到轻微刺激,如:吸入冷空气,吃奶过快时,膈肌会突然收缩,引起快速吸气,同时发出"嗝嗝"声。有时宝宝打嗝的时间可持续5～10分钟,看起来好像很难受的样子。但是打嗝本身对宝宝的健康并无任何不良影响,不必担心。一般出生3个月后,调节横膈膜的神经发育趋于完好后,打嗝的现象会自然好转。那么,如何让宝宝的停止打嗝呢? 当宝宝打嗝时,先将宝宝抱起来,轻轻地拍后背,喂点热水;或者用一只手的食指指尖在宝宝的嘴边或耳边轻轻地挠痒,或刺激其足底使其啼哭,终止膈肌的突然收缩,打嗝即会自然消失。不要在宝宝过度饥饿或哭得很凶时喂奶,奶前换好尿布,不要让肚子着凉。

用纸尿裤是不是必须每尿必换？
如果少换对宝宝健康有影响吗？

新生儿正常一天尿 10~20 次，建议使用纸尿裤，每 3~4 小时于奶前更换一次。如果不用纸尿裤，每次要换尿布，甚至换衣服，宝宝很容易着凉。而纸尿裤表面是可以保持干爽的，所以不一定每次尿都换尿布，对孩子健康不会有影响，而换得太勤还会影响宝宝睡觉。母乳喂养的新生儿便便会比较多，一天可能有 6~7 次，便便后可用湿纸巾擦一下，更换尿布。不能让婴儿的臀部浸泡在粪便中过久，避免患尿布皮炎，也就是臀红。每次给宝宝换纸尿裤的时候在肛门周围、腹股沟处擦一点鞣酸软膏，预防尿布疹。新生儿皮肤娇嫩，要精心呵护，应该选用质量较好，透气性吸水性好的纸尿裤，保持局部干爽。

新生儿的呼吸道有什么特点？
与成人有什么不同？

新生儿的呼吸道从结构上来说与成人有很大不同。首先看上呼吸道：鼻和鼻咽腔相对短小，鼻道狭窄，鼻黏膜柔软，富有血管及淋巴管，轻度鼻炎即可发生鼻塞，使吸吮和呼吸发生困难。新生儿鼻旁窦未发育，故不会患鼻窦炎。耳咽管宽、直且短，呈水平位，其鼻腔开口处低，所以感冒时易并发中耳炎。轻微炎症可导致咽喉肿胀，哭声嘶哑。再看看下呼吸道：气管长约4cm，口径狭窄，右支气管较直，似气管的延续，故异物多落于右支气管内。支气管口径狭窄，支气管壁弹力纤维发育不成熟，容易闭合而使相应肺泡发生肺不张缺氧。气管内黏膜柔软，富于血管及淋巴管，易发生炎症反应，且炎症过程进展也快。新生儿肺泡数量较成人少，而且易被黏液堵塞。此外，新生儿肋间肌薄弱，辅助通气功能差，主要依靠膈肌升降带动的腹式呼吸，不像成人是胸式呼吸。若胸廓软弱随吸气而凹陷，则通气效能更低，这种情况在早产儿能引起窒息。

新生儿嘴里吐泡泡是怎么回事？

宝宝口吐泡泡，并不一定是大问题，这有可能是宝宝的一种反射动作或寻找乳头的反应，三个月的宝宝唾液腺发育，所以会有很多口水，如果宝宝只吐泡泡，无咳嗽、无发烧、无烦躁哭闹，吃奶正常，就不要紧张。有肺炎可能会吐泡泡，但是吐泡泡不一定有肺炎。同时，观察宝宝的情况，如果吃奶、大便、精神状态都正常，就不用特别担心。当伴有发热、咳嗽、吃奶呛咳，特别是呼吸急促、精神萎靡时，要及时到医院就诊。

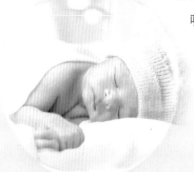

新生儿呼吸系统的 生理特点是什么?

　　首先是新生儿的呼吸频率和节律的简单介绍。由于新生儿的肺部容量很小,每次呼吸的绝对量小,从而使得宝宝的呼吸受到很大的限制,但是新生儿的代谢又十分旺盛,对氧气的需求量和成人没有很大差别,因此为了满足机体代谢以及生长的需要,只有通过增加呼吸的频率来补充氧气。因此婴幼儿的年龄越小,其呼吸的频率就会越快。每分钟平均约 35~45 次。啼哭后,平均加速约 4 次／分。此外,新生儿因为呼吸中枢发育不成熟,以致对于呼吸运动的调节功能很差,特别容易出现呼吸节律不齐,呼气与吸气之间歇不均匀,深浅呼吸相交替,甚至出现呼吸暂停(呼吸暂停 20 秒以内,不伴发绀及心率减慢,可自然恢复)。

新生儿嗓子发声是怎么回事?

有些宝宝在吃奶的时候嗓子会发出"呼噜呼噜"的声音,像有痰咳不出来的感觉,这是因为新生儿的吞咽功能和咳痰能力还没有发育好,呼吸道分泌物不能像成人一样经咳嗽反射排出。秋季凉燥时节可给宝宝适当增加饮水量,稀释痰液。乳母饮食上高蛋白低脂肪、膳食均衡餐饮,不要过于油腻滋补。奶粉喂养宝宝更应该注意补充水分。当宝宝着凉感冒时呼噜声音更明显,如果出现鼻塞、咳嗽、呼吸困难,吃奶费劲,就要警惕新生儿肺炎,需要及时去医院诊治。此外,孩子经常性喉中痰鸣,常见的原因还有先天性喉软骨发育不良,随着孩子生长,孩子的呼噜声会好转,适当补充钙剂、维生素D即可。

新生儿正常的呼吸频率是多少?

新生儿呼吸中枢发育不成熟,呼吸快慢不均。观察新生儿的呼吸频率要在安静睡眠状态下进行。生病住院的宝宝在医院可用心电监护仪观察,家庭观察可用少许棉花絮拉出几根细细纤维,放在婴儿鼻孔前看其随着呼吸频率而摆动。新生儿是腹式呼吸,也可以通过观察腹部起伏来了解呼吸频率,一起一伏算一次呼吸。安静时正常新生儿呼吸次数一般是 35～45 次 / 分,如果持续超过 60 次 / 分,伴有发绀、吐沫、胸廓凹陷等情况提示有呼吸困难。当正常新生儿觉醒状态下、活动或哭闹时呼吸次数有时超过 60 次 / 分,甚至有时达 80 次 / 分,安静时呼吸次数会慢下来,都正常状态。早产儿呼吸会忽快忽慢,出现间歇都属于正常现象。

新生儿经常不喘气正常吗?

年轻的父母在护理刚刚出生不久的宝宝时,有时会意外地发现宝宝的呼吸不但不规则,甚至会有呼吸暂时停止的现象,常为此惊慌不安,匆匆送医院求医。其实,呼吸不规则和出现呼吸间断是新生儿,尤其是早产儿常见的现象,这种呼吸间断时间一般不超过15秒钟,且无其他任何症状,不能视为病态。若呼吸暂停时间超过20秒,并出现颜面发青,心率小于100次/分,则称为"呼吸暂停",如果反复发生,刺激无效,需要及时就诊。

为什么新生儿容易漾奶?

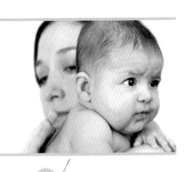

新生儿漾奶常常发生在宝宝吃奶后的几分钟或十几分钟内,即有少量奶汁自口角流出,这主要是因为宝宝在加辅食和学会坐及站立前,胃呈水平位,胃的入口(即贲门)肌肉薄弱而弛缓,关闭作用不够强,而胃的出口(即幽门)肌肉则发育良好,经常处在紧张收缩状态;另外,由于新生儿胃的容量小,扩张力较低,加上吃奶时易咽入空气,所以奶汁从胃中倒流入食管,从口中溢出。一般漾奶在出生后3个月内的婴儿最为多见,到宝宝1岁多即可自愈。正确的体位可预防宝宝漾奶,即喂奶后,将宝宝竖着抱起,轻拍几下,使吞咽的空气从口中排出。对严重漾奶的宝宝,在喂奶后采取侧卧位抬高床头15~30度的姿势。

胎便应该什么时候排尽?

　　胎便是指新生儿出生最初 2~3 天内排出的大便,呈深绿色,较黏稠。正常新生儿多数于出生后 12 小时内开始排胎便,胎便总量约 100~200 克,如 24 小时不见胎便排出,应注意检查有无消化道畸形,或有无胎粪黏稠综合征。如果乳汁供应充分,2~4 天后即转变为正常新生儿大便,由深绿色转为黄色。

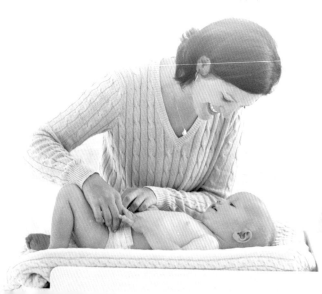

新生儿的大便什么样是正常的?
什么是感染性腹泻?

　　宝宝出生后12小时内开始排出胎便,为黑绿或深绿色,黏稠、无臭、有点像铺路用的沥青,是由脱落的上皮细胞、浓缩的消化液及胎宝宝时期吞入的羊水所组成。一般在2至3天内排完,每天约3~5次。母乳喂养的宝宝的粪便是黄色或金黄色,均匀呈膏状或带少许黄色粪便颗粒,偶尔稍稀而略带绿色,不臭、有酸味,呈酸性反应。每日排便2~4次,甚至7~8次;配方奶喂养的宝宝的粪便为淡黄色、均匀硬膏样,呈中性或碱性反应,每日排便1~2次,易发生便秘。新生儿由胎儿的无菌环境到出生后立即暴露在各种细菌存在的环境中,消化功能和各系统的调节功能都较差,免疫系统发育不完善,细菌、病毒、真菌、寄生虫等均可使其发生感染性腹泻,表现为大便次数增多、性状改变,可为稀便、稀水样便、蛋黄汤样便、黏液便等,有时可见含血丝便、血便、有腥臭味等,便常规检测可见白细胞或脓球、红细胞。

新生儿的喂养需注意什么？

产后的第一个 24 小时内,应让新生儿勤吸吮,次数最好不少于 12 次。24 小时后,新生儿喂哺的间隔时间不宜超过 3 小时。提倡母乳、按需喂养,每次哺乳时间为 15~20 分钟,最长不超过半小时。

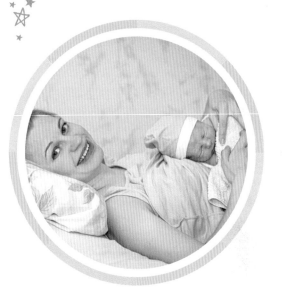

母乳喂养应按需喂养吗？

母乳喂养应按需哺喂婴儿,不应严格规定授乳次数和间隔时间,以婴儿吃饱为度。按需哺乳既可使乳汁及时排空,又能通过频繁的吸吮刺激脑下垂体分泌更多的催乳素,使奶量不断增多。90%以上健康婴儿生后1个月即可建立自己的进食规律,只要母乳充足,自3~4个月之后婴儿也会逐渐地自觉做到按时哺乳,即每隔3~4个小时要哺乳1次。

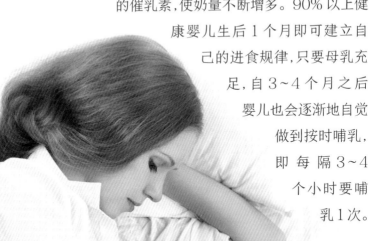

新生儿正常的心率范围是多少？

正常足月新生儿的心率一般是规则的,为 120～160 次／分,有时可以出现一过性的心率波动。一般认为足月儿窦性心律的心率上限为 179～190 次／分,早产儿上限为 195 次／分;足月儿窦性心律的心率下限为 90 次／分,足月儿入睡时心率可慢至 70 次／分,早产儿略低于足月儿。

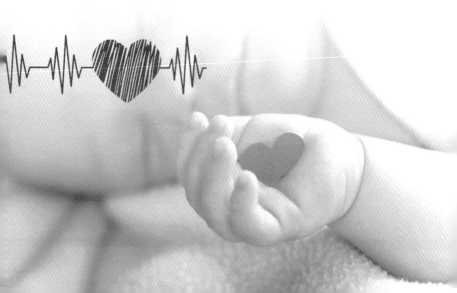

新生儿睡觉时易惊(偶尔抖一下) 是神经系统疾病的表现吗?

新生儿在睡眠时,特别是在刚入睡时,如果出现灯光变换或声响,会像受到惊吓一样,出现手脚甚至全身突然的一次痉挛,俗称"惊跳",可多次发生,在进入深度睡眠期后,这种现象就消失了,该种现象为睡眠肌阵挛。是由于新生儿神经系统发育不完善,大脑皮层发育不成熟,中枢神经细胞兴奋性较高、受刺激容易引起兴奋,偶发的新生儿睡眠肌阵挛通常为正常现象,多数宝宝睡觉时处在浅睡眠的状态时会发生上述现象,症状在出生2个月之后减轻,6个月之内消失,长期预后良好,不需治疗。

新生儿的正常头围应该是多少? 太大和太小分别可能有什么疾病?

正常足月新生儿头围是32~34cm,跟人的身高一样,头围的大小也是因人而异的,一般在±2个标准差范围内就算是正常的(男婴32.16~36.64cm,女婴31.93~36.09cm)。头围太大时应注意有无脑积水、巨脑、脑部肿瘤等。太小时应注意妊娠中期以前是否有过宫内感染或其他高危因素,影响了神经细胞、胶质细胞的增殖、移行及以后的发育过程,或是染色体畸变等引起。如先天性小头畸形、脑发育落后、脑萎缩等。

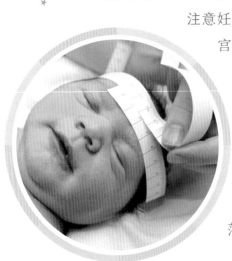

新生儿头颅血肿需要治疗吗?

　　新生儿头颅血肿多可自行吸收,一般不需特殊治疗,但有一部分会发展成头颅血肿钙化,需手术清除。对于可能自行吸收困难的较大头颅血肿,出生10天后如情况稳定、无出血倾向,可考虑给予血肿穿刺、抽出积血。出血较多引起贫血时可适量输血,引起高胆红素血症时需进行光疗。

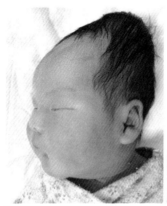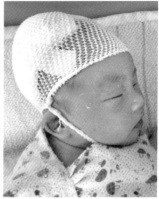

头颅血肿穿刺后

新生儿头颅血肿一般多久能消退？如何进行家庭护理？

大部分新生儿头颅血肿会在生后 1 个月内自行吸收,但其时间可因血肿大小的不同、护理是否恰当而长短不一,且有一部分会发展成头颅血肿钙化。家庭护理时,要保持局部皮肤的清洁干燥,洗浴时切忌揉搓,勿经常挤摸;睡觉时避免压迫血肿处。一旦出现局部发热红肿、体温增高等感染表现时,应及时到医院就诊。

新生儿抖动是低钙引起的吗?

　　新生儿刚出生后不久,在哭闹时会有下颌的抖动,当打开被子或触摸时,其肢体有时也会出现快速小幅度的抖动,这种现象称为"新生儿抖动"。新生儿抖动的症状通常出现在宝宝出生后 1 个月内,发生的部位不固定,上臂、下肢和下颌最常见,一般不会发生在口角和眼睑,哭闹时明显,频率高,幅度小,如果用手轻轻按住或握住发作部位,就可以使抖动停止下来。这是由于新生儿神经系统发育不完善,大脑皮层发育不成熟,中枢神经细胞兴奋性较高、受刺激容易引起兴奋。但一些病理状态下如:钙缺乏、低血糖、轻度缺氧脑损伤后也可引起抖动和良性痉挛发生增加,如果抖动现象发生过于频繁,应该请医生查看。

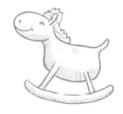

新生儿抖动是抽搐吗?

　　由于新生儿神经系统发育不完善,受刺激引起的兴奋容易"泛化",表现为在打开新生儿包被或是大声、强光、震动以及改变宝宝的体位时都会使宝宝抖动起来,出现粗大震颤样自发动作,或缓慢的、不规则的、抽搐样的手足动作,甚至有时可见踝部、膝部和下颏的抖动等这些无意识、不协调的动作,通常被称做惊跳。由于这些都是由大脑皮层下中枢支配的,所以在新生儿期出现并没有病理意义。新生儿出现惊跳时,只要成人用手轻轻按住他身体任何一个部位,就可以使他安静。没有裹包被的新生儿,只要扶住他的双肩或将一双小手交叉按在胸前,也可以使他安静下来。新生儿惊跳对脑的发育没有影响。新生儿的惊跳需与惊厥相区别。如果发现宝宝两眼凝视、震颤,或不断眨眼、口部反复地作咀嚼、吸吮动作,呼吸不规则并伴皮肤青紫、面部肌肉抽动,或突然出现肌张力改变,比如四肢持续性的强直,或反复出现快速的某一肢体或局部抽搐,以及阵发性痉挛,这些是新生儿惊厥的表现。惊厥对新生儿脑的发育有影响,应尽快到医院看医生,紧急寻找病因并立即给予治疗。

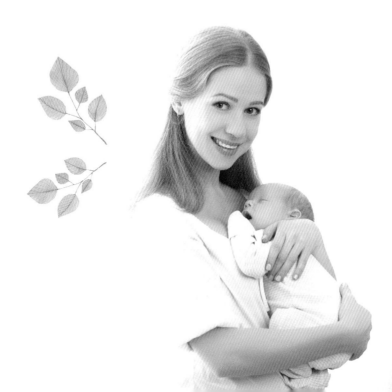

新生儿何时服用维生素 D?

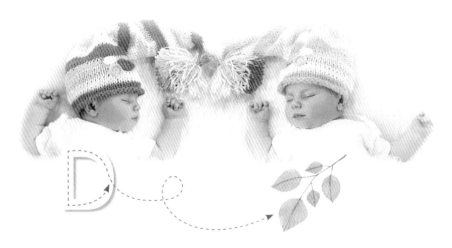

　　新生儿期很少晒太阳,而母乳、牛奶含维生素 D 很少,不能满足每日的需要量,根据我国妇幼保健系统的有关规定,一般小儿出生后 2 周即可用维生素 D 预防佝偻病。推荐摄入量为每天 400~800IU。孩子出生后 2 周~3 岁,都要预防性补充维生素 D。即每日补充 400IU 的维生素 D,一直补到孩子 3 岁。早产儿、低出生体重儿在最初 3 个月应每日补充 800IU 的维生素 D,以后减至每日 400IU 即可。

新生儿补钙的时机及补钙剂量？

　　现在多主张新生儿从出生后2周起,应该额外补充至少1/3推荐量的钙剂,0~5个月每天需要钙300mg。如果能喝足够量的配方奶,就已经能够满足一个正常婴儿每日的钙需求量,不必再单独补钙了。母乳钙磷比例最适合婴儿肠道对钙的吸收,婴儿在0~2个月的早期母乳喂养中可以不用补钙,但母乳中的钙质含量较少,从2个月以后就需要补钙了。

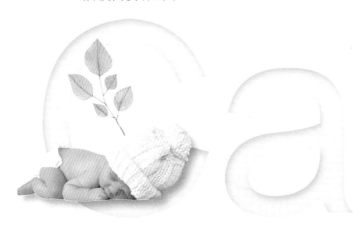

不同种类钙的选择有区别吗?

钙剂有很多种,通过研究表明单一钙剂在人体内的纯吸收基本一致,没有太大的区别。其中醋酸钙的吸收率为(32±4)%、乳酸钙为(32±4)%、葡萄糖酸钙为(27±3)%、柠檬酸钙为(30±3)%、碳酸钙较高,为(39±3)%。母乳中的钙吸收率最高,可达50%~70%。补钙时要注意影响钙吸收的因素,从而可达到良好补钙效果:

🌼 维生素D促进钙吸收;

🌼 牛奶与钙剂不能同服;

🌼 摄入含磷高的食物促进钙排出;

🌼 草酸、油脂类食物减少钙的吸收。

补钙因人而异,建议不要过多食用钙剂。

新生儿可以看见东西么?

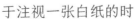

新生儿已有视觉感应功能,在安静清醒状态能够有短暂的注视能力,且注视人脸的时间长于注视一张白纸的时间。胎龄 37 周后的新生儿即开始有眼的随光动作,40 周后可以对光或鲜艳的红球有明确的眼追随动作。新生儿在 15 ~ 20cm 视觉清晰,最优视焦距为 19cm,新生儿视焦距调节能力较差,远或近了均看不清楚。新生儿期后视感知发育迅速,1 个月可凝视光源,开始头眼协调。

新生儿能听到声音吗？

新生儿出生时鼓室无空气,听力差,3~7日听觉已相当良好。胎龄28周的早产儿,仅对噪声有眨眼和惊跳反应,足月儿对声音的反应才逐渐敏感及明确,如声音刺激后,中止进行中的动作、停止啼哭等。新生儿在觉醒状态下,在其耳旁柔声呼唤,头会慢慢转向发声方向,眼睛寻找声源。

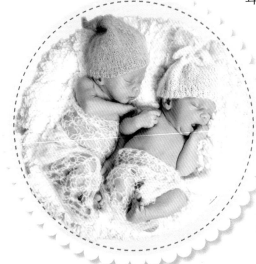

新生儿出生后
鼻尖上为什么会长"疹子"？

新生儿在鼻尖、鼻翼、面颊等处，常可见到因皮脂腺堆积形成针头样黄白色的粟粒疹，一般在出生后数周脱皮后自然消失，不要挑破及挤压，以防感染。

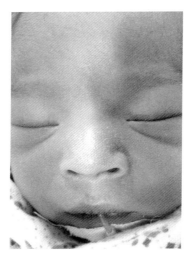

新生儿长"痱子"吗？如何护理？

夏天出生的新生儿由于天气炎热,易出汗,且其皮肤娇嫩,很容易生痱子。多发于手背、手腕、颈、胸、腰、前额及耳后等部位,痱子可形成小脓疱,如果护理不当甚至会引发败血症而危及生命。应注意预防痱子的发生:①注意室内凉爽通风,勤翻身,避免局部过热引起痱子;②勤用温热水给宝宝洗澡,保持皮肤干燥。

如果发生痱子,可做以下处理:

✿ 如头部生痱子,可将头发剪短或剃掉,以减少出汗;

✿ 如痱子形成小脓疱,则须立即处理,切不可用手随意挤压,以防扩散而引起全身感染,或发生败血症;

✿ 如出现高热、拒奶、精神萎靡、不哭等异常情况,则可能发生败血症,这时必须立即予以相应的检查及治疗,以防发生不良后果。

新生儿抚触有用吗?

新生儿的
健康成长,除了喂
养和睡眠外,也需要
肌肤的触摸和抚爱等感
情交流。抚触是科学的、有技巧的对新生儿全身按摩,
让大量温和、良好的刺激通过皮肤感受器传到中枢神经
系统,调整大脑皮层和各脏器的功能,从而产生良好的
生理效应,促进新生儿身心健康发展。新生儿抚触已被
许多国家认为是对婴儿健康有益、最自然地一种医疗技
术。抚触在出生后至 3 岁均可进行,研究认为抚触对新
生儿的睡眠、生长发育(体重、身长)、智力发育、心理健
康、新生儿疾病预防等有积极作用。

新生儿要不要包蜡烛包？

胎儿在宫内四肢呈屈曲状态,出生后这种姿势还需要维持一段时间,如突然用包裹、捆绑的方法去改变这种姿势,会使其身体一直紧张疲劳,对身体造成不良影响,如:

🌼 影响脑的发育,还会影响其呼吸动作,尤其在哭泣时肺的扩张受到限制,从而影响胸廓和肺的发育。

🌼 大腿肌肉处于紧张状态,可能使股骨头错位,这不利于臼窝的发育,严重的还可诱发髋关节脱位等。

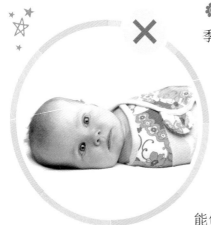

🌼 不利于体温调节,寒冷季节可因活动减少、产热减少而很容易导致硬肿症等寒冷损伤;在环境温度偏高时,特别是夏季,容易出现发热,捂出痱子,发生皮肤糜烂感染等,因此,新生儿不能包蜡烛包。

新生儿正常体温是多少？
环境温度对新生儿有何影响？

新生儿和成人一样,腋下体温维持在36~37℃为正常,这个体温的耗氧量最低,又能保证宝宝正常代谢。一天中的体温也有波动,安静时体温偏低,活动时体温偏高,清晨2~6点体温最低,下午2~8点体温最高,一天内波动幅度在0.6℃左右,一般不超过1℃。

刚出生的宝宝尤其是早产儿,体温调节中枢发育未成熟,体温调节功能会较差,易受周围环境温度影响。很多因素可以引起体温的波动,如:喂奶、运动、哭闹、衣被包裹过严过多、室温过高等均可引起宝宝体温暂时性升高超过37.5℃左右,甚至偶尔达38℃。相反,若宝宝处于饥饿、热量供给不足、或保暖条件不佳时,则体温可降至35℃以下,临床上称为体温过低或体温不升。

什么是新生儿疾病筛查？
筛查的是什么疾病？

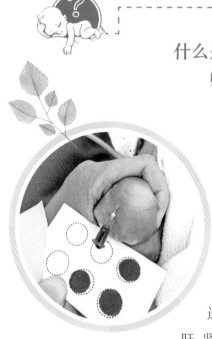

新生儿疾病筛查是指对一些危害严重的先天性代谢病及内分泌病进行群体筛查，在新生儿期临床症状未出现以前，用实验手段检查出来，从而可以早期进行治疗，避免宝宝因脑、肝、肾等损害导致智力、体力发育障碍甚至死亡。即每个出生的宝宝都要进行筛查。

目前我国开展的新生儿筛查疾病包括以下两种：

🌼 **苯丙酮尿症**：一种常染色体隐性遗传病，由于苯丙氨酸不能正常代谢影响脑发育而致智能障碍、肤色浅淡、鼠尿臭味等。

🌼 **先天性甲状腺功能减退症**：多由于先天性甲状腺缺如或发育不良引起，可引起生长迟缓、智力落后。

有的地区还进行以下两种疾病筛查:

🌼 **先天性肾上腺皮质增生症**:其中95%以上是由于肾上腺皮质类固醇激素合成中21-羟化酶缺乏所致。可导致女性男性化及男性假性性早熟、身材明显矮小、生育障碍等、严重者出现严重脱水、电解质紊乱、代谢性酸中毒,甚至休克、死亡。

🌼 **葡萄糖-6-磷酸脱氢酶缺乏症**:俗称蚕豆病,是一种红细胞酶的缺陷病,患儿在使用某些食品(如蚕豆、药品)后诱发贫血、黄疸、血红蛋白尿等一系列症状。

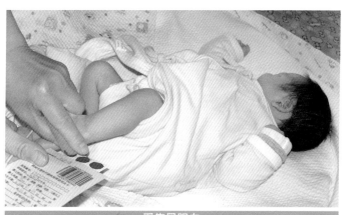

采集足跟血

新生儿期接受的计划
免疫包括哪些？应注意什么？

根据《中华人民共和国传染病防治法》及《预防接种工作规范》要求，出生体重在 2500 克及以上的健康新生儿在出生 24 小时内要接种卡介苗和乙肝疫苗以预防结核病和乙型肝炎。

注意事项：

接种乙肝疫苗的禁忌证：患有肝炎、急性传染病或其他严重疾病者。

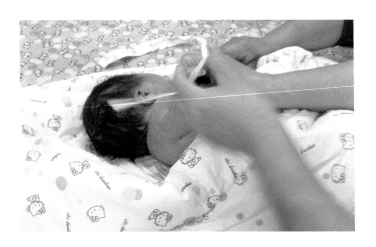

接种卡介苗的禁忌证:无绝对禁忌证,除非新生儿
患有免疫缺陷病、或正在使用皮质激素者。相对禁忌证
包括:早产、难产、低体重或明显先天畸形的新生儿,或
体温 >37.5℃,顽固性呕吐、腹泻、急性传染病、严重皮
肤病。对出生体重在 2500 克以下的新生儿可待体重
超过 2500 克后再接种。

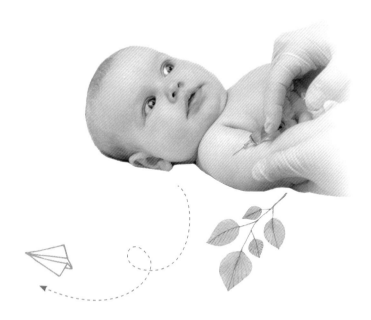

新生儿体温多少是发热?
应当怎样处理?

正常新生儿肛温在 36.2~37.8℃之间,腋下温度在 36~37℃之间;新生儿肛温超过 37.8℃,腋温超过 37℃,即为发热。妈妈平时应多感受一下宝宝的体温,注意宝宝是否发热。

宝宝发热可能是环境温度过高,或者是疾病所致。可做如下处理:

❀ 了解母乳量及喂养量是否足够,入量不足者应加喂母乳次数并酌情补液,观察体温是否下降。

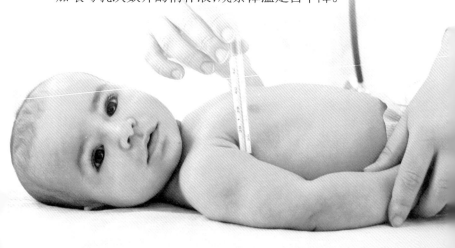

❀ 检查环境温度是否过高,以及衣物及包裹是否过多或过紧,适当调整,松开衣物或包裹后,观察体温是否下降。

❀ 经上述处理仍有发热应及时到医院请医生做全面的体检,检查有无感染病灶并做血常规检测,针对病情和检测结果决定是否给予抗生素治疗。

❀ 一般宝宝发热建议物理降温:可用冷水袋枕于新生儿枕部,体温过高可以温水洗澡或温水擦浴。擦浴部位为前额、枕部、颈部、四肢、腋下和腹股沟处。不建议使用酒精为新生儿擦浴。如果宝宝体温长时间超过 38.5℃就一定要立刻送到医院进行治疗,以免耽误病情。

新生儿出现腹胀怎么办？
哪些需要立即到医院就诊？

正常的新生儿，在喂奶后常可见到轻度或较明显的腹部隆起，有时还有溢乳，但宝宝安静，腹部柔软，排便正常，这是通常所说的"生理性腹胀"。多和喂养有关系，无须特别治疗，可让新生儿俯卧，压迫其腹部；抱起宝宝轻拍背部；或用薄荷油轻擦腹部，协助排气；用棉花棒蘸凡士林后轻轻扩大肛门以助排气或排便。

在什么情况下的腹胀需要立即到医院就诊呢？

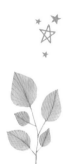

🌼 腹胀明显、有的可见到小血管显露（医学上称为静脉曲张）、腹壁较硬、发亮、发红伴有频繁呕吐、宝宝精神差、不吃奶、体重减轻等状况，甚至有发烧、解血便的情形。

🌼 肚子有压痛感。

🌼 肚子鼓胀，有绷紧感。

⚙ 合并呼吸急促。

⚙ 在腹部能摸到类似肿块的东西。

如果有上述情况发生,那么有可能是病理性因素造成的,包括:先天性巨结肠、坏死性肠炎、腹部长肿瘤、腹部实质器官肿大、腹水等,必须立刻送医院做进一步检查。

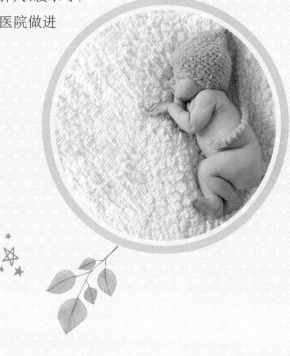

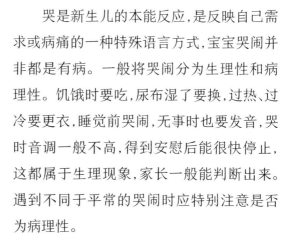

新生儿哭闹正常吗?
应该怎么办?

哭是新生儿的本能反应,是反映自己需求或病痛的一种特殊语言方式,宝宝哭闹并非都是有病。一般将哭闹分为生理性和病理性。饥饿时要吃,尿布湿了要换,过热、过冷要更衣,睡觉前哭闹,无事时也要发音,哭时音调一般不高,得到安慰后能很快停止,这都属于生理现象,家长一般能判断出来。遇到不同于平常的哭闹时应特别注意是否为病理性。

常见的病理性哭闹有:

❀ **感冒时鼻腔堵塞**:影响呼吸。

❀ **尿布皮炎**:大小便浸湿的尿布未及时更换导致宝宝臀部发红、皮疹,甚至破溃。

❀ **喂养不当**:喂奶过多或宝宝吃奶时咽入空气过多,可引起胃部膨胀、呃逆或呕吐。

⚙ **乳糖不耐受**：表现为大便次数多，刺激严重时出现肠绞痛，使宝宝剧烈哭闹。

⚙ **牛乳蛋白过敏**：可有腹泻、便血、肠痉挛表现等，宝宝常有不同程度的哭闹。

⚙ **外科性因素**：如肠套叠、嵌顿疝、阑尾炎等急腹症，宝宝可有烦躁不安、剧烈哭闹不易安抚。

遇有新生儿不易安抚的哭闹应及时看医生，查找原因。

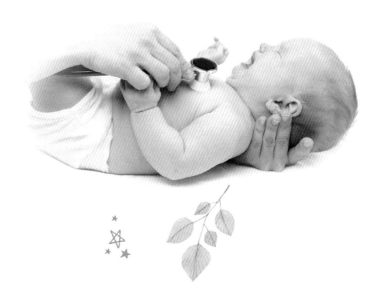

新生儿每日尿量多少正常？
什么是少尿、多尿？

新生儿一般在生后 24 小时内排尿，少数在 48 小时内排尿。生后头几天内，因摄入量少，每日排尿仅 4~5 次；1 周后因新陈代谢旺盛，进水量较多而膀胱容量少，排尿突增至每日 20~25 次。

新生儿生后 48 小时正常尿量一般每小时为 1~3ml/kg，2 天内平均尿量为 30~60ml/ 天，3~10 天为 100~300ml/ 天，20 天~1 个月为 250~400ml/ 天。

新生儿尿量每小时 <1.0ml/kg 为少尿。患儿多尿时每日尿量多在 4 升以上，多者达 10 升以上，婴幼儿烦渴时哭闹不安，但饮水后即可安静，饮水量大致与尿量相等，如不饮水，烦渴难忍，但尿量不减少，出现这种情况时应及时到医院就诊。

新生儿脐带应该什么时候脱落？
应该怎样护理新生儿脐部？

正常情况下，脐带在出生后 24~48 小时自然干瘪，3~4 天开始脱落，10~15 天自行愈合。新生儿脐带被结扎后，脐窝创面血管还没有完全闭合，再加上脐凹处容易积水而不易干燥，因此，很容易滋生病菌引发感染，严重时甚至会发生败血症。新生儿脐窝里经常有分泌物，分泌物干燥后能使脐窝和脐带的根部发生粘连，这时脐带表面看起来很干净，其实脐窝里可能积有脓液。正确的消毒方法是在每天洗澡之后用棉签蘸上 75% 酒精，一只手提起脐带的结扎线，另一只手用酒精棉签仔细分离脐窝和脐带根部的粘连部分，周边都分离开后，换新的酒精棉签从脐窝中心向外转圈擦拭，擦拭干净后再把提过的结扎线涂上酒精。如果发现脐窝有脓性分泌物、红肿或有臭味，说明存在脐部感染，应找医生及时处理。

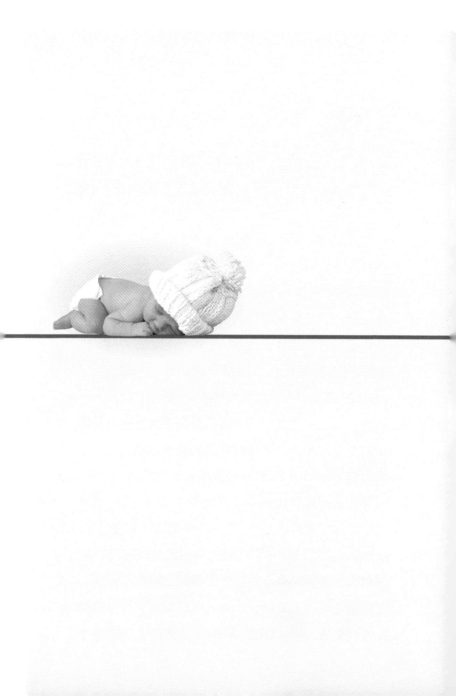

PART 2

门诊健康教育指导

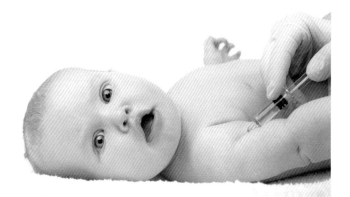

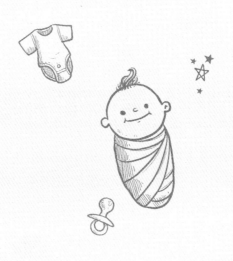

为什么早产儿较足月儿
更易患呼吸系统疾病?

早产儿是一类相对特殊的群体,宫内生长发育不完善,胎儿在母亲体内获得的营养不充分,发育成熟程度低。早产儿肺发育处于肺泡阶段甚至是原始肺泡期,肺发育不成熟,胎龄愈小,功能肺泡及气管软骨愈少,胸廓支撑力愈差,气体运输及通气功能不完善,适应外界能力差,且早产儿自身免疫功能不成熟,经胎盘转运的母亲抗体少以及内源性免疫球蛋白合成水平低下,使早产儿比足月儿更容易受病原体侵袭。

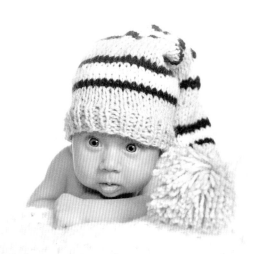

新生儿为什么要参加疾病筛查？
新生儿疾病筛查以什么时间采血最佳？

新生儿筛查的疾病主要是指代谢性疾病和隐性遗传性疾病，夫妇俩都很健康，但不能代表下一代一定会健康。同时这些疾病在目前的唯一治疗方法是早发现，早治疗。如先天性甲状腺功能低下症俗称呆小症，若出生后 3 个月内开始治疗，80% 以上的患儿智力发育可达到正常同龄儿童水平。苯丙酮尿症的患儿主要是神经损害，在出生后三个月内得到治疗，可基本避免智力障碍。因此，开展新生儿疾病筛查责任重大，绝不能轻视。为了下一代的健康成长，为了你们的家庭幸福，请你们积极配合医院作好新生儿筛查工作。

采血注意事项：

✿ 采血需在出生后充分哺乳 72 小时后进行，或最少喂奶 6 次以上。在未哺乳即无蛋白质负荷情况下可出现苯丙酮尿症筛查的假阴性，出生 72 小时后的血标本还可避开生理的促甲状腺激素(TSH)上升，减少先天性甲状腺功能减退症筛查的假阳性。

✿ 孩子一般只需采三滴足跟血就可以了。

新生儿为什么要做听力筛查?

据世界卫生组织2013年报告,全球有3.6亿听力残疾人,占全球总人口的5.3%。听力障碍的发病率占所有致残疾病的首位。而"新生儿听力筛查"是听力残疾儿童早发现、早诊断的有效手段。宝宝是不是患有神经性耳聋,一定要争取在出生三个月之内发现。早期发现非常重要,因为直接影响到孩子今后的语言功能,孩子如果听力有问题但语言功能没问题,往往会因为听不到东西而学不会说话。如果家长及早发现孩子的听力问题,就能够及时令其佩戴助听器,保留残余听力,防止孩子的听觉中枢、语言中枢萎缩,可以帮助孩子"聋而不哑"。我国原卫生部于2009年颁布第64号令《新生儿疾病筛查管理办法》,明确规定了新生儿听力筛查是新生儿疾病筛查的常规项目。每个新出生的宝宝都应该接受新生儿听力筛查。

什么是新生儿低体温?
低体温有哪些危害?

　　新生儿皮肤温度维持在 36～37℃ 时,耗氧量最低,又能保证正常代谢。所谓低体温是指核心(直肠)体温 ≤35℃,以体温过低、体表冰冷、反应低下等为特征。体温过低的机制是产热减少或散热增多,或二者兼有。新生儿体温降至 35℃ 以下,首先表现全身冰凉,反应低下,嗜睡、拒乳、少哭、少动。部分患儿可以出现皮肤硬肿,体内各重要脏器功能损伤,甚至死亡。心血管系统早期表现心动过速,晚期心率减慢、血压下降等;呼吸系统早期表现呼吸急促,晚期呼吸减慢、呼吸暂停、甚至肺出血;神经系统早期反应迟钝,后期昏迷、瞳孔扩大;肾脏:尿量明显减少甚至无尿,急性肾功能衰竭;血液系统可出现弥漫性血管内凝血;电解质紊乱;低体温时机体免疫功能降低,易合并感染,新生儿低体温持续 24 小时后,大多合并感染。严重者可死亡。

为什么新生儿容易出现呕吐?

呕吐为新生儿期常见的症状之一,这与新生儿的解剖生理特点有关。

✿ 新生儿的胃呈水平横位,胃与食管相连接的部位叫贲门,其肌张力弱,胃与十二指肠相连接的部位叫幽门,其肌张力强;造成胃两端开口上松下紧,使得胃的排空比较慢,吃进的奶在胃中停留的时间较长,胃内容物易经食管从口腔吐出。

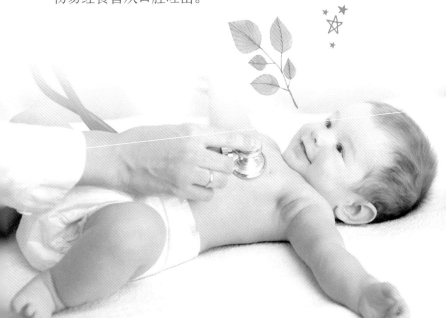

✿ 新生儿的胃容量小,而吃的奶量又较大,因此吃奶以后胃常常是撑得鼓鼓的,由于胃容量与摄入量之间存在有矛盾,吃奶以后稍一活动,尤其是吃完奶换尿布或洗澡时,就易呕吐。

✿ 新生儿大脑皮质尚未发育成熟,对呕吐中枢的控制较差。

✿ 新生儿由于协调功能不佳,呕吐前无恶心反射,故常从口、鼻喷出,如不注意可吸入气道导致窒息。如仅是偶有呕吐,孩子的精神食欲都好,生长发育也正常,则可视为是正常现象。

新生儿呕吐的原因有哪些?

几乎每个新生儿都或多或少地发生过呕吐,这与新生儿消化道解剖特点有关,新生儿呕吐常见原因如下:

喂养不当:

🌼 喂奶前哭闹或吃奶过急。

🌼 人工喂养的新生儿由于奶瓶的奶头孔过大以致奶汁流入太急、或奶头孔过小吸入过多空气。

🌼 牛奶太烫或太冷。

🌼 配方奶稀释过分或配方经常更换。

🌼 喂奶后就将新生儿放平或过多翻动新生儿等。

其他因素:

🌼 吞下羊水,刺激胃黏膜引起呕吐。

🌼 颅内高压:由于颅内出血、脑水肿等因素引起颅内压升高,出现呕吐。

🌼 感染性疾病：如感冒、肺炎、肠炎等疾病常伴有呕吐。

🌼 先天性消化道畸形或发育异常：如胃扭转、先天性肠旋转不良、食管闭锁、先天性幽门肥大性狭窄、先天性巨结肠等，这些疾病较少见，常需要外科手术治疗。

🌼 先天性代谢疾病，呕吐是常见的最初的临床表现，如半乳糖血症、苯丙酮酸尿症等。

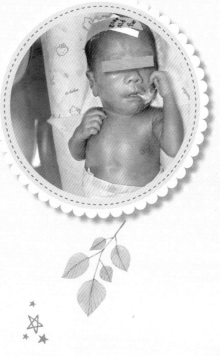

新生儿腹胀是怎么回事？

新生儿容易出现腹胀主要与下列因素有关：

🌸 新生儿腹肌发育不成熟，且弹性组织缺乏，张力低下。

🌸 哭闹过度，宝宝哭闹时吸入太多空气而引起腹胀。

🌸 喂奶方法不当，人工喂养时奶汁没有完全堵住奶嘴，而是留出上边的空间，使宝宝吃进很多空气。

🌸 奶嘴不合适，奶嘴上的孔眼过大，奶水流速过快，让宝宝吃得太急，吞下去太多空气。

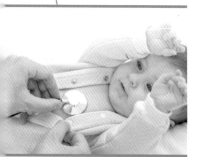

🌸 奶水消化发酵，吃进去的奶水在消化道内发酵而产生气体。

🌸 宝宝便秘，宝宝几天没有排便也会腹胀。

新生儿呕血应该怎么办?

新生儿呕血有两种原因,一种是呕出的血并不是新生儿自身的血,而是咽下的母血,如母亲为血性羊水,或母亲有乳头皲裂出血,此时宝宝一般情况好,没有皮肤苍白等贫血表现,这种情况不用太紧张,待咽下的血吐净后就好了,如果家长能明确是这种原因,可以不就诊,观察宝宝的表现及呕吐的情况即可。另外一种是新生儿本身的出血,原因很多,如新生儿维生素 K_1 缺乏,缺氧窒息,颅内高压,严重感染导致的胃肠应激性溃疡出血,胃肠疾病如急性胃肠炎、胃食管反流、肠梗阻等,全身性出血性疾病如血小板减少性紫癜、凝血因子缺乏等,另外比较少见的消化道畸形,胃肠较大的血管瘤破裂出血等均可出现呕血,只要是新生儿本身出血导致的呕血,均应停止继续喂奶,并及时到医院就诊。

新生儿便血应该怎么办?

家长发现新生宝宝出现便血,一般都是肉眼血便,可根据便血出现的时间、便血的量及性状大致判断一下便血的原因。如便血出现在生后 2~3 天,为鲜血便,量大,同时伴有呕血等表现,可考虑为生后维生素 K_1 缺乏导致的出血;如奶粉喂养的宝宝吃奶较多,突然出现便血,大便有臭味,同时有发热、精神差,应考虑是否有坏死性小肠结肠炎;如大便为柏油样,考虑为上消化道出

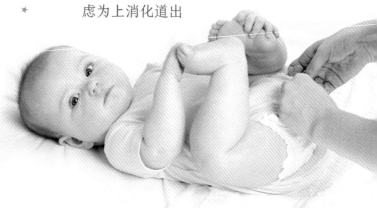

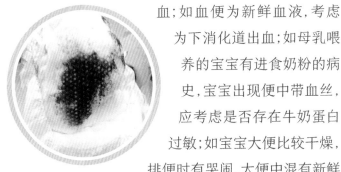

血;如血便为新鲜血液,考虑为下消化道出血;如母乳喂养的宝宝有进食奶粉的病史,宝宝出现便中带血丝,应考虑是否存在牛奶蛋白过敏;如宝宝大便比较干燥,排便时有哭闹,大便中混有新鲜血丝,可检查宝宝肛门是否有破损、裂口,是否有肛裂;如母亲有血性羊水,生后1~3天内宝宝排便可为血便,但患儿一般情况好,此种情况不用担心。如果家长发现宝宝大便带血,不管是哪种情况,最好能到医院就诊,以确定出血原因、部位及是否需要治疗。

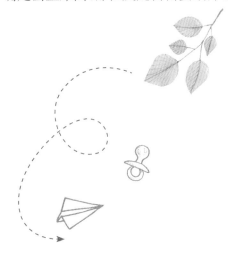

新生儿生理性黄疸指什么？

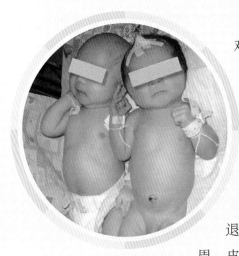

新生儿生理性黄疸对于足月儿多于生后2~3天出现，4~5天达高峰，5~7天消退，最迟不超过2周；早产儿多于生后3~5天出现，5~7天达高峰，7~9天消退，最长可延迟到3~4周。皮肤呈浅黄色、巩膜(白眼珠)微带黄色、尿黄、不染尿布,孩子精神好、吃得好、体重增长好,没有什么不适。这是约50%~80%的新生儿必然要经过的生理阶段,不需要治疗,不会造成智力发育落后。在此期间要让孩子吃好、吃饱,也可以适当晒晒太阳、口服一些退黄的中成药以加速胆红素排出,避免感染,秋冬注意保暖。观察黄疸一定要在自然光线下进行,如果屋子里光线暗或在灯光下则看不清。

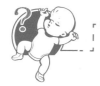

什么是母乳性黄疸?
应该注意哪些问题?

母乳性黄疸,顾名思义,是因为宝宝喂养母乳而出现的黄疸。母乳性黄疸可分为早发型和晚发型。早发型母乳性黄疸是由于母乳摄入不足,肠肝循环增加而导致胆红素水平增高。通常所称母乳性黄疸一般是指晚发型母乳性黄疸,常在出生后7~14天出现,2~3周达到高峰,4~12周后消退。母乳性黄疸宝宝停止母乳喂养2~3天后,胆红素可下降50%以上,再恢复母乳喂养,胆红素可轻度上升,但不会比以前高。宝宝除黄疸外,一般状态良好,生长发育正常。

母乳性黄疸应注意的问题:对于早发型母乳性黄疸要鼓励频繁喂奶,以增加大便次数,对排泄延迟的新生儿宝宝可

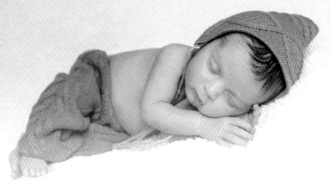

进行灌肠处理,促进胆红素排泄。晚发型母乳性黄疸,应注意宝宝黄疸的变化,注意保暖、预防感染,避免黄疸加重。如果黄疸进展加快,或皮肤黄染严重,呈橙黄色,或出现精神不好,不爱吃奶,哭声无力或尖直时,要马上送医院。

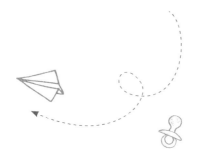

新生儿黄疸
一定要住院治疗吗?

黄疸的程度轻重不一,轻者无需治疗,对患儿无损害,但严重的黄疸与可发生胆红素脑病。当患儿出现以下情况时,应及时到医院就诊:

🌼 生后 24 小时内出现黄疸;

🌼 血清总胆红素值达到相应日龄及相应危险因素的光疗干预标准,或每日上升超过 5mg/dl,或每小时 >0.5mg/dl;

🌼 黄疸持续时间长,足月儿 >2 周,早产儿 >4 周;

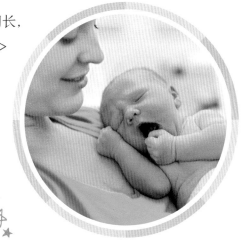

🌼 黄疸退而复现;

🌼 血清结合胆红素 >2mg/dl。

父母血型不一样
一定会发生新生儿溶血病吗?

　　新生儿溶血病是由于母子血型不合,母亲与胎儿之间产生抗原抗体反应,造成胎儿红细胞被破坏,引起的同族免疫性溶血。其母子血型不合主要指 Rh 系统和 ABO 系统,以 ABO 血型不合最常见。ABO 溶血病主要发生在母亲 O 型而胎儿 A 型或 B 型,在母子 ABO 血型不合中,仅 1/5 新生儿发生 ABO 溶血病。中国人绝大多数为 Rh 阳性,Rh 溶血病主要发生在 Rh 阴性孕妇和 Rh 阳性胎儿,一般不发生在第一胎。既往输过 Rh 阳性血的 Rh 阴性母亲,其第一胎可发病。因此,父母血型不一样不一定会发生新生儿溶血病。

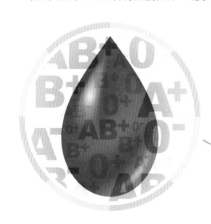

新生儿肺炎的临床表现是什么?

与大孩子肺炎在表现上不完全一样,多不典型,因新生宝宝咳嗽反射尚未完全建立,故出现咳嗽的较少。产前感染的肺炎发病多在出生后1~3天内。胎龄愈小症状愈不典型,体温正常者约占一半以上,严重的宝宝或早产儿体温常不升。新生儿肺炎症状多为非特征性表现,如拒食、嗜睡或激惹、面色差,不久渐出现口周发紫、气促、鼻翼扇动、呻吟等。出生后感染性肺炎常有与"感冒"病人的接触史。起病前常有上呼吸道感染的症状,如鼻塞、呛奶,但是

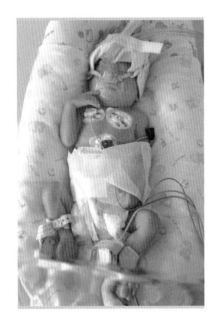

仔细观察,就会发现宝宝的呼吸快(大于60次/分,正常情况下是35~45次/分),甚至可能伴有三凹征(吸气时胸骨上窝、肋间隙和剑突下凹陷)等呼吸困难的表现。家长可自行在宝宝安静时,给宝宝数呼吸次数,数1分钟。口吐泡沫,是新生宝宝咳喘的一种表现形式,有一定临床意义。重症可出现呼吸困难、点头呼吸、呼吸暂停,并出现不吃、不哭、体温低等症状,甚至发生心力衰竭和呼吸衰竭。

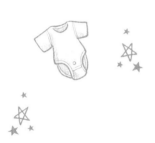

新生儿肺炎怎样护理?

新生儿肺炎的护理工作极为重要,它对宝宝恢复健康有积极作用。俗话说:"三分治疗,七分护理",护理的内容很多,可包括以下几方面:

💠 要密切观察宝宝的体温变化、精神状态、呼吸情况。定期翻身拍背,以利于痰液的排出。

💠 室内空气要新鲜,保持一定的温度(20~26℃左右)和湿度(60%),冬天火炉上应放上水盆,地上应经常洒些水,使室内空气不要太干燥。

💠 宝宝得了肺炎往往不愿吃奶,应注意补充足够的液体和热量,除注意喂奶外,可输葡萄糖液。

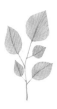

✿ 宝宝因发热、出汗、呼吸快而失去的水分较多，要多喂水，这样也可以使咽喉部湿润，使稠痰变稀，呼吸道通畅。

✿ 由于吃奶时可以加重喘憋，所以用奶瓶喂奶时要格外注意。

✿ 要注意宝宝鼻腔内有无干痂，如有可用棉签蘸水后轻轻取出，以解决因鼻腔阻塞而引起的呼吸不畅。如宝宝出现呼吸困难、青紫、发热不退等表现，应及时住院治疗。

新生儿生后感染性
肺炎有哪些传播途径？

生后感染性肺炎的传播途径主要有以下几方面：

⚙ **呼吸道途径**：接触新生宝宝的人如患呼吸道感染，其病原体可经飞沫由宝宝上呼吸道向下传播至肺；也可因宝宝抵抗力下降时（如受凉等），其上呼吸道感染下行引起肺炎。病原体以呼吸道合胞病毒多见。

⚙ **血行传播感染**：宝宝患脐炎、皮肤感染、败血症等时，病原体可经血行传播至肺而引起肺炎，病原体以B组溶血性链球菌、金黄色葡萄球菌、大肠埃希菌及巨细胞病毒等多见。

⚙ **医源性传播感染**：医源性感染可由铜绿假单胞菌、厌氧菌及某些致病力低的细菌引起，由于医用器械如吸痰器、雾化器、供氧面罩、气管插管等消毒不严，暖箱湿度过

高使水生菌易于繁殖,或使用呼吸机时间过长等引起肺
炎;广谱抗生素使用过久容易发生真菌性肺炎等,晚发
型肺炎最常见于新生儿监护室内,由于慢性肺部疾病需
要长期气管插管的新生儿中。

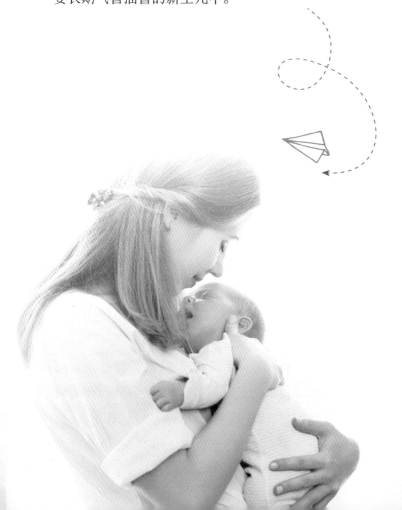

新生儿便秘怎么办?

如果宝宝排便间隔超过 48 小时,就可以算是便秘了。但每一个宝宝的排便频率有差别,一些宝宝每日排便多次,而一些则可能是几天排一次,尤其是母乳喂养的宝宝,大便形状和排便规律会有很大的差别,只要大便性状及量基本正常,宝宝进食、全身状态以及体重增加等均无异常,就不需要处理。如果宝宝出现以下情况,要考虑是便秘了:

🌼 大便总量少、干燥。

🌼 排便困难,甚至肛裂。

🌼 腹胀。

🌼 食欲减退。

如何尽快解决便秘?

🌼 妈妈最好给宝宝母乳喂养,因为这样可以大大减少宝宝便秘的几率。

🌼 按摩法:用手指或手掌顺时针方向,

轻轻围着肚脐打圈,能加快肠蠕动促进排便。可以促进宝宝排便。

   🌼 多喝水:平时要注意给便秘的宝宝多喝水,可以促进肠蠕动,让排便更顺畅。

   🌼 巧用肥皂:将肥皂削成长约 3 厘米、铅笔粗细的圆锥形肥皂条,先用少许水将肥皂条润湿后再缓缓插入宝宝肛门内。尽量让肥皂条在肛门内多停留一段时间。

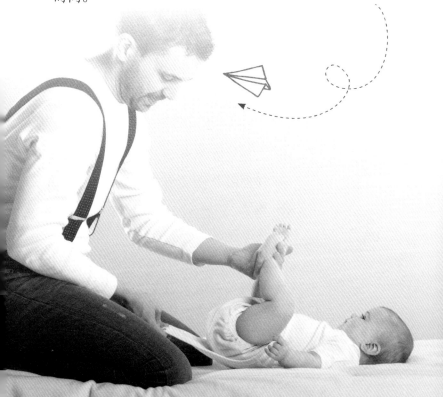

　　🌼 开塞露法:将开塞
露的尖端封口剪开,让宝
宝侧卧,将开塞露管口
插入其肛门,轻轻挤
压塑料囊使药液射
入肛门内。

　　🌼 口服药物:适
合婴幼儿服用的治疗便
秘的口服药有枯草杆菌肠
球菌二联活菌多维颗粒、双歧
杆菌三联活菌散、四磨汤口服液等。具体用药及用量请
遵医嘱。以上方法不宜长期使用。如果以上方法均不
奏效,或还有明显的腹痛、腹胀、呕吐、便血等症状出现
或长期便秘,应及时带宝宝到医院就诊,检查是否由于
其他疾病而引起便秘。

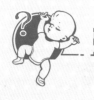

新生儿腹泻的原因是什么？
有哪些注意事项？

新生儿腹泻的常见原因：

✿ 喂养不当：给新生儿喂食的奶液过浓、过凉、奶粉不适合、奶粉中加糖或过早添加米糊等淀粉类食物等。

✿ 感染因素：包括消化道内感染和消化道外感染。消化道内病毒或细菌感染，若大便呈黄稀水样或蛋花汤样，量多，无脓血，应考虑轮状病毒感染；若大便含黏液脓血，应考虑细菌性肠炎。消化道外的器官、组织受到感染也可引起腹泻，常见于中耳炎、肺炎、泌尿道感染和皮肤感染等。腹泻多不严重。

✿ 对奶粉蛋白质过敏：这种症状多出现于 2~3 个月的婴儿。有遗传性过敏体质的新生儿更容易产生对奶粉蛋白质的过敏症状。使用牛奶或奶粉喂养后宝宝有难治

性、非感染性腹泻超过两周,大
便可混有黏液和血丝,伴随
皮肤湿疹、荨麻疹、气喘等
症状。

注意事项:

✿ 当新生儿发生轻
度腹泻时不应禁食,应继续
哺喂,可将宝宝每次奶量减少
1/3 左右,奶用水稀释 1 倍后再喂
养。严重腹泻尤其伴有呕吐时不能继续喂奶,否则,会
加重或延长腹泻时间。应待腹泻稍缓后,再继续喂食。

✿ 早期发现脱水。当婴儿腹泻严重,伴有呕吐、
发热、口渴,尿少或无尿,眼窝下陷、前囟下陷,哭时无
泪,应及时将宝宝送到医院去治疗。

✿ 合理使用抗生素。细菌性腹泻,要在医生指导
下应用抗生素;喂养不当、病毒感染所致腹泻病不应使
用抗生素。对奶粉蛋白质过敏的宝宝需用特殊奶粉。

✿ 做好家庭护理。家长应仔细观察大便的性质、
颜色、次数和大便量的多少;注意让宝宝多休息,排便后
用温水清洗臀部,防止红臀发生,应把尿布清洗干净,煮
沸消毒,晒干再用。

哪些表现提示
新生儿可能有牛奶过敏?

🌼 胃肠道方面:拒奶、呕吐、腹泻、腹痛、腹胀、粪便中带血丝等,少部分的牛奶过敏也可以引起便秘。

🌼 呼吸方面:可有喘息、频繁咳嗽、流涕、鼻炎等。

🌼 皮肤方面:可有特应性皮炎或者湿疹、唇周或眼睑部水肿、荨麻疹等。

🌼 易激惹、频繁哭吵、生长发育迟缓、缺铁性贫血、结膜炎等相关并发症。

新生儿卵圆孔未闭正常吗?

卵圆孔是胎儿发育必需的一个生命通道,来自母亲的脐静脉血经此通道进入胎儿的左侧心腔,然后分布到全身,以此提供胎儿发育所需的氧气和营养物质。宝宝出生时,随着第一声啼哭,左心房压力升高,卵圆窝瓣被压在卵圆窝边缘上形成功能性闭合,而解剖上的完全闭合一般要到出生后5~7个月。在一岁以内有可能保持开放,可能会有少量分流,甚至有5%~10%的人卵圆孔终生保持开放而不闭合,但对心脏的血流动力学并无影响。因此,新生儿时期的卵圆孔未闭属正常生理现象,不是先心病,一般不需要做手术。但是,如果房间隔中央的缺损较大,大于8~10毫米,分流量大,则称为中央型房间隔缺损,需要手术修补。手术时机应争取在幼儿2~4岁时完成。

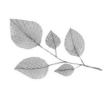

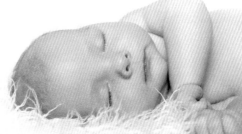

新生儿口唇发紫一定是先心病吗？
先心病会导致青紫吗？

宝宝嘴唇发紫不一定就是先天性心脏病（先心病）。凡是影响肺部交换氧气的疾病,如呼吸道梗阻、肺炎和脓胸等,以及某些药物或食物也可引起青紫。少数婴儿脾气大,哭起来屏气很长,也可有青紫,但哭停后透过气来青紫就消失,这叫屏气发作。各种青紫情况可以请医生分辨清楚,得到正确的诊断、处理和治疗。

根据先心病患儿是否出现青紫症状可把先心病分为三种类型:

❀ 无青紫型:即含氧量低的右心血不进入左心,不产生青紫。如肺动脉瓣狭窄、主动脉瓣狭窄、主动脉缩窄等。

❀ 潜伏青紫型:此型心脏左右两侧血液循环途径之间有异常的通道。早期由于体循环的压力大于肺循环压力,所以血流从左向右分流而不出现青紫。
当剧烈哭闹、屏气
或任何病理情
况,致使肺动脉
或右心室压力
增高,并超过左
心压力时,则可
使血液自右向左分
流而出现暂时性青紫,

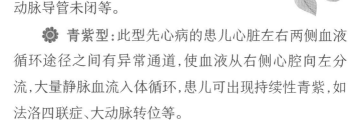

如房间隔缺损、室间隔缺损、
动脉导管未闭等。

　　✿ **青紫型**:此型先心病的患儿心脏左右两侧血液循环途径之间有异常通道,使血液从右侧心腔向左分流,大量静脉血流入体循环,患儿可出现持续性青紫,如法洛四联症、大动脉转位等。

　　可见,宝宝嘴唇发紫不一定就是先心病,也不是所有的先天性心脏病都会导致青紫。

先心病一定需要手术吗?

有少部分患儿先心病的病理改变轻微,并且没有对患儿的日常生活、学习和生长发育等造成任何影响,不需手术治疗。理论如此,具体掌握需了解病情,具体分析,不能一概论之。大多数先心病需要手术治疗,治疗目的是消除心脏畸形,矫正病理改变,使其达到或基本达到正常的心脏的结构,使血液动力学恢复正常,改善患者生活质量,恢复或基本恢复正常的生活。

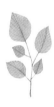

新生儿身上有出血点是什么原因？需做哪些检查？

新生儿出血性疾病一般分以下几个原因：

🌸 血管壁功能失调：包括遗传或先生性和后天性（如败血症、缺氧、维生素 K 缺乏、面先露等）。

🌸 血小板异常：包括血小板减少（如感染、免疫性疾病、遗传等因素）和血小板功能异常（如先天性、血小板因子缺陷等）。

🌸 凝血因子缺陷或抗凝机制异常：包括先天性（如血友病）和后天性（如维生素 K 缺乏、肝病性凝血障碍等）。

新生儿出血最常见的原因是由于经胎盘传递了抗血小板抗体导致的血小板减少症，其次是维生素 K 缺乏。其中要做的最重要的三项检查是血小板计数、凝血酶原时间和部分凝血活酶时间，其他检查还包括血涂片、出血时间、凝血时间等。

新生儿泌尿系统
感染是怎么造成的?

新生儿抗感染能力差,易患泌尿道感染,且临床症状极不典型,多以全身症状为主,如发热或体温不升、苍白、吃奶差、呕吐等。尿布、尿道口常受细菌污染,且局部防卫能力差,易致上行感染;新生儿抗菌能力差,易患败血症导致细菌血行播散。另外,某些患儿膀胱黏膜产生表面蛋白,其作为一种受体与细菌细胞壁上的抗原高度亲和而使这些患儿更易发生泌尿系统感染。病原菌大多为革兰阴性细菌,细菌毒力强,有菌毛,能黏附于尿道,向上移行,易致病原播散至肾实质。如治疗不彻底,细菌易产生耐药性,致反复感染。此外,反复的泌尿系感染可能存在先天性畸形、尿路梗阻、膀胱输尿管反流及免疫功能缺陷等,需进一步完善检查。当细菌进入肾实质后,引起感染及其一系列的炎症反应。如果未及时治疗,感染将导致严重的肾脏损害和瘢痕形成。更严重者,重复感染没有合理诊治,最终导致严重肾瘢痕形成和反流性肾病,进入终末期肾病。

新生儿行头颅 CT 检查
有什么副作用?

CT 称为计算机体层成像,其密度分辨力明显优于 X 线图像,提高了病变检出率和诊断的准确率。CT 可辅助新生儿期中枢系统疾病,如缺氧脑损伤、胚胎脑病、颅内出血等的诊断。虽然 CT 检查安全,但患者接受的射线量要通常比 X 线大。人体的性腺、晶状体、乳腺和甲状腺对射线特别敏感,如果受到长时间、大剂量照射,可能导致性腺损伤、白内障、生长发育迟缓,甚至诱发恶性肿瘤或白血病。但当宝宝病情需要时,偶尔行 CT 检查,放射科医生常规遮盖宝宝的性腺,对宝宝影响较小。

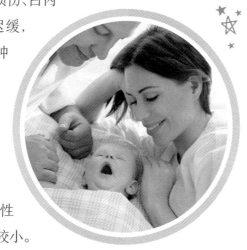

糖尿病母亲的
新生儿应注意什么?

目前孕妇患糖尿病是常见的疾病,而糖尿病对胎儿影响很大。糖尿病母亲婴儿的特点主要有:

✿ 巨大儿:巨大儿出生时外观肥胖及多血质,在出生时常可引起难产和产伤。当母亲血糖控制不好时,高血糖也使胎儿氧合作用受损,引起胎儿宫内发育迟缓,甚至胎儿宫内死亡。

✿ 低血糖:糖尿病母亲婴儿有20%～40%发生低血糖,多在生后2小时之内。糖尿病母亲婴儿发生低血糖时常常不是易激惹状,而出现安静,嗜睡,其他症状还有呼吸暂停、呼吸窘迫、青紫、惊厥或休克,一般表现无特异性。

✿ 低钙血症与低镁血症:临床症状以生后24～72小时最严重。

✿ **先天畸形**:可出现心血管畸形,发生以室间隔肥厚为主的肥厚型心肌病。

✿ **肺透明膜病**:出生后不久出现呼吸急促、呻吟、鼻翼扇动,三凹征阳性。

✿ **其他**:红细胞增多症,高胆红素血症及长期并发症(儿童期肥胖病、神经心理学缺陷)。糖尿病母亲婴儿生后应监测血糖,注意喂养,评估各个器官的发育情况。

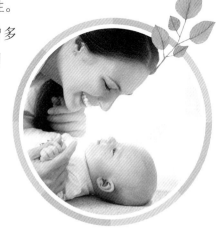

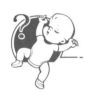

刚出生的新生儿也会有月经吗？

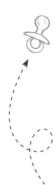

部分女婴生后 5~7 天阴道流出少许血性分泌物，或大量非脓性分泌物，可持续 1 周，是因为母亲在妊娠末期把雌激素传给胎儿产生的这种现象，而这种内分泌激素有刺激女婴生殖道黏膜增殖、充血的作用。由于胎儿在母体内受到雌激素的影响，使新生儿的阴道上皮增生，阴道分泌物增多，还可能使子宫内膜增生。当胎儿出生后，雌激素水平就会下降，这个时候子宫内膜就会脱落，阴道会流出少量血性分泌物和白色分泌物。新生儿假月经属于正常生理现象。处理方法：可用消毒纱布或棉签轻轻擦去阴道流出的少量血液和分泌物，但不能局部贴敷料或敷药，这样反而会引起刺激和感染。但是，如果女婴阴道出血量较多、持续时间较长，就应考虑是否为新生儿出血性疾病，须及时请医生诊治。

新生儿脐疝需要处理吗？

由于新生儿脐环关闭不全或薄弱,腹腔脏器由脐环处向外突出到皮下,形成脐疝。主要表现在脐部有肿物突出,哭闹时肿物增大,安静平卧或睡眠时肿物缩小消失,脐部留有松弛的皱褶,用手指将疝内容还纳后,可以触到组织坚硬的脐环,当小儿咳嗽、哭闹、用力时手指可有冲击感。正常情况下生后 18 个月内,脐环可以继续缩窄,因此,婴幼儿脐疝有自愈的可能,不需要任何治疗,绝大多数在 2 岁内自愈。护理时应注意尽量减少腹压增加的机会,如不要让宝宝大哭大闹;调整好宝宝的饮食,不要发生腹胀或便秘。对个别爱哭闹、屡发嵌顿者可试用压迫法,用适当长度的 9~10cm 宽的松紧带,缝制成圆圈状;令宝宝平卧,还纳脐疝;将棉球(同疝大小)或半个乒乓球的凸面对准脐疝部,以松紧圈固定之即可。

母亲孕期患甲状腺功能低下，
新生儿一定发生甲减吗?

　　先天性甲状腺功能低下也称呆小症,可因先天性甲状腺发育不良或甲状腺激素合成过程中酶的缺陷所造成甲状腺功能减退的一种疾病。新生儿期临床表现为腹胀便秘,睡眠多,对外界反应迟钝,喂养困难,哭声低,嘶哑,体温低,生后半年即可出现典型的症状,有特殊面容,头大颈短,皮肤干燥,面部有黏液水肿,眼睑水肿,眼距变宽,鼻梁扁平,舌大而厚,常伸出口外,腹胀,有脐疝,身材矮小,智力低下,反应慢,运动少,表情呆板。孕期患有甲状腺功能减退的母亲通过胎盘传给胎儿 TSH 结合抑制抗体,其抑制 TSH 与甲状腺素相应受体结合,阻断甲状腺的作用,可能导致新生儿暂时性甲低,可持续到生后 1 至 3 个月。但母亲孕期患甲状腺功能低下,新生儿不一定发生甲低。新生儿应在生后 3 天行新生儿干血滴纸片检测 TSH 浓度作为初筛,结果大于 $15\sim20\mathrm{mIU/L}$ 时,再检测血清 T_4、TSH 以确诊。

新生儿喉部发声是怎么回事?

新生儿喉部发声,即喉鸣是由于在吸气或呼气时气流通过气道的狭窄段发生湍流所致。新生儿由于气道管径较小而易发生狭窄,而支持气道的软骨又发育不良使其容易发生扭曲和萎陷,因此新生儿气道比其他年龄组小儿更易发生生理性的狭窄。喉鸣分为吸气性喉鸣、双相性喉鸣及呼气性喉鸣。声门上段是新生儿最薄弱的部分,导致部位变窄的疾病常可引起吸气性喉鸣,如小下颌或巨舌畸形。喉部是新生儿气道解剖学上最狭窄的部分,此处的疾病如先天性喉软化、声带麻痹、声门下狭窄、喉蹼、声门下血管瘤和喉囊肿等均可引起喉部梗阻,气流在吸气和呼气时均同样受到影响,因此表现为典型的双相性喉鸣。胸腔内气管和支气管的先天性异常相对比较少见,如气管软化、气管狭窄、先天性大血管异常压迫气道、或反复发作的胃食管反流引起的气道炎均可造成此段的气道梗阻,而表现为呼气性的喉鸣。

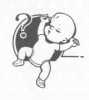

新生儿嘴里长白膜了怎么办?

新生儿鹅口疮是由于白色念珠菌所致的黏膜感染,在黏膜表面形成白色斑膜的疾病。主要与新生儿尤其早产儿、低体重儿的免疫功能低下有关,此外,长期使用广谱抗生素等亦是诱发鹅口疮的重要原因。局部可用制霉菌素研成末与鱼肝油滴剂调匀,涂搽在创面上,每4小时用药一次,疗效显著。症状严重的也可口服一些抗真菌的药物,如制霉菌素或克霉唑等,同时补充复合维生素B和维生素C,每日2次,每次各一片。一般比较容易治疗,预后良好。新生儿鹅口疮是可以预防的,平时只要注意口腔护理,每次喂奶后再喂几口温开水,可冲去留在口腔内的奶汁,这样霉菌就不会生长了,此外,于每次喂奶前,先将乳头揩净,双手也要洗干净。新生儿所用食具,应煮沸消毒后才可使用。

新生儿毒性红斑是什么?

　　新生儿毒性红斑是一种常见疾病,约 30%～70% 的新生儿可发生,以红斑、丘疹和脓疱为特征的短暂性皮肤病,患儿多于生后 4 天内发病,最晚生后 2 周内发病。皮损除手心、足底及掌趾外,可发生于任何部位,但好发于臀、肩、背等受压处,数目或多或少,直径约 1 厘米或更小些,或融合成大片,红斑中央有一小的白色或淡黄色风团,高出表面,有时散布一些疱疹,疱液无菌,皮疹可在数小时后退去,不久又重新发生。本病病因不明,有人认为可能与胃肠道吸收某种致敏原或母体内具有抗原性的物质进入新生儿体内引起变态反应所致,或是新生儿对皮脂中的刺激物质的反应,也有人认为是病毒感染,所以,新生儿毒性红斑可能是多种原因引起的综合征。本病一般不需治疗,7～10 天后自愈。

如何治疗新生儿腹泻病？

新生儿腹泻病一般有以下五种：

❀ **生理性腹泻**：有的婴儿出生不久就出现黄绿色的稀便，大便次数也多，但精神很好，没有呕吐，食欲始终很好，体重增长满意，随着年龄增长，在添加辅食后腹泻自然消失。

❀ **饮食不当**：由饮食不当导致的腹泻无季节性，是由于婴幼儿的消化系统功能不健全，消化能力低，喂养不当造成的。

❀ **气候因素**：气候突然变化，腹部受凉使肠蠕动增强；天气过热使消化液分泌减少，婴儿吃奶多，又增加了消化道负担，这些均易诱发腹泻。

❀ **细菌性肠炎**：是由细菌侵入胃肠道引起的腹泻。轻的常无发热或仅有低热，大便次数增加，混有脓血；重的可突发高热，面色苍白，抽搐，四肢发冷，脉搏摸不到，甚至昏迷不醒。因为发病很急，肠道的病变还未形成，病儿不但没有腹泻，有时还可便秘。

❀ **病毒性腹泻**：多为轮状病毒所致，由于大便量多,水分多,患儿很快就出现眼眶凹陷、口唇干燥等脱水症状。患儿有严重口渴感和哭闹不安等现象,伴有发热。

小儿腹泻治疗的重点是补充液体,即水和电解质,起到防治脱水的作用,同时解除病因。如果腹泻程度加重,就应到医院,用静脉输液的方法补液,以纠正脱水和电解质的紊乱。在腹泻时,常伴有肠道菌群紊乱,可以服用一些肠道微生态制剂,还有一些黏膜保护剂。肠道微生态制剂的目的在于恢复肠道正常菌群,重建肠道天然生物屏障保护作用。常用的有:双歧杆菌三联活菌散、枯草杆菌肠球菌二联活菌多维颗粒、酪酸梭菌二联活菌散等。肠黏膜保护剂"蒙脱石散"可缩短腹泻病程,效果良好。如果怀疑为感染性腹泻,需及时就医,明确病原后,在医生指导下使用抗生素。

新生儿血常规正常值是多少？

	早产儿28周	早产儿34周	足月儿第1天	足月儿第3天	足月儿第7天
血红蛋白(g/L)	145	150	184	178	170
红细胞(10^{12}/L)	4.0	4.4	5.8	5.6	5.2
红细胞比容	0.45	0.47	0.58	0.55	0.54
MCV(fl)	120	118	108	99	98
MCH(pg)	40	38	35	33	32.5
MCHC(%)	31	32	33	33	33
网织红细胞(%)	5~10	3~10	3~7	1~3	0~1
血小板(10^9/L)			192	213	248

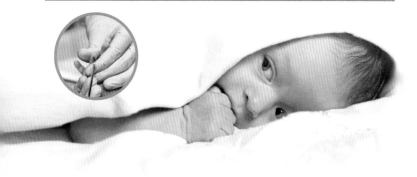

足月儿白细胞计数(10⁹/L)及分类			
	出生	7 天	14 天
白细胞	18.1	12.2	11.4
	(9.0~30.0)	(5.0~21.0)	(5.0~20.0)
中性粒	11.0	5.5	4.5
细胞	(6.0~26.0)	(1.5~10.0)	(1.0~9.5)
(%)	61	45	40
分叶	9.4	4.7	3.9
(%)	52	39	34
杆状	1.6	0.83	0.63
(%)	9	6	5.5
嗜酸性粒	0.4	0.5	0.35
细胞	(0.02~0.85)	(0.07~1.1)	(0.07~1.0)
(%)	2.2	4.1	3.1
嗜碱性粒	0.1	0.05	0.05
细胞	(0~0.64)	(0~0.25)	(0~0.23)
(%)	0.6	0.4	0.4
淋巴细胞	5.5	5.0	5.5
	(2.0~11.0)	(2.0~17.0)	(2.0~17.0)
(%)	31	41	48
单核细胞	1.05	1.1	1.0
	(0.4~3.1)	(0.3~2.7)	(0.2~2.4)
(%)	5.8	9.1	8.8

新生儿得湿疹正常吗？
需要注意哪些问题？

湿疹是小儿最常见的皮肤疾病,多见于出生后至3个月的小儿。多分布在面部、额部、眉部、两颊、头发及耳廓周围,有时也蔓延到全身各处。初起为红色斑丘疹,似一堆红疙瘩,接着有渗液,最后结痂脱屑,反复发作,伴有瘙痒感而使宝宝哭闹不安。如果湿疹严重,家长要带宝宝看医生。除使用药物治疗外,护理上更需注意以下问题:

🌼 保持皮肤清洁、干爽,洗澡时宜用温水和非碱性沐浴液,洗完后,抹干水分,再涂上非油性的润肤膏,以免妨碍皮肤的正常呼吸。

🌼 不宜捂得过多,室温不宜过高,衣服要穿得宽松些,以全棉织品为好。

🌼 修短指甲,避免因瘙痒抓伤皮肤。

⚙ 母乳喂养的宝宝,妈妈要回避牛奶等蛋白类饮食;人工喂养的宝宝,必要时在医生或营养师的指导下应用适度或深度水解蛋白奶粉,严重者甚至应用氨基酸配方粉。

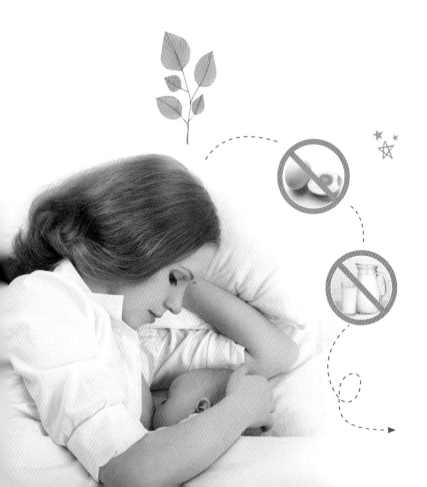

新生儿常见的皮疹有哪些?

新生儿常见的皮疹有:

🌼 **湿疹**:好发于面颊、前额或头皮,多表现为红斑、丘疹、水疱,伴剧痒,新生儿尽量穿棉制品衣服,以宽松为宜,勤换衣物和床单等生活用品,避免用力搔抓和摩擦;避免过度清洗皮肤,尤其是烫洗和过度使用肥皂。

🌼 **新生儿脓疱疮**:致病菌多为金黄色葡萄球菌,多见于4~10天新生儿,表现为红斑,水疱或大疱,后成脓疱,可蔓延全身。

🌼 **新生儿红斑**:常在出生后1至2天内出现,多散布在于头面部、躯干及四肢,呈大小不等、边缘不清的红色斑疹或斑丘疹,新生儿无不适感,多在数天内消退。家长只需注意保持皮肤清洁、干燥,可不必过多干预,不建议外涂爽身粉等,护理的关键在于避免皮肤破损及继发感染。

🌼 **粟粒疹**:是一种出现在新生儿鼻部、下颌或者面颊部的白色细小颗粒状皮疹,是由皮肤碎屑堆积在皮肤的纹路中形成的。许多新生儿出生时就出现粟粒疹,大部分的粟粒疹都会在几周后自行消失。

　　✿ **婴儿型粉刺**:是指一些长在新生儿的前额或脸颊的红色或白色的小点。这种皮疹在新生儿哭闹时看起来更明显。通常这种皮疹会在出生后的第一个月出现,这是由于接触到母体内的激素引起的。但这种皮疹很快就会消除,可以用温水给宝宝洗脸,然后轻轻拍干。

　　✿ **尿布疹**:主要发生在新生儿肛门周围及臀部等尿布遮盖部位,表现为红色斑疹或丘疹,多由于尿片更换不及时,新生儿臀部皮肤长时间与尿液、粪便等物质接触引起。

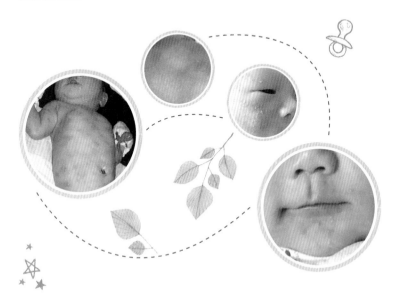

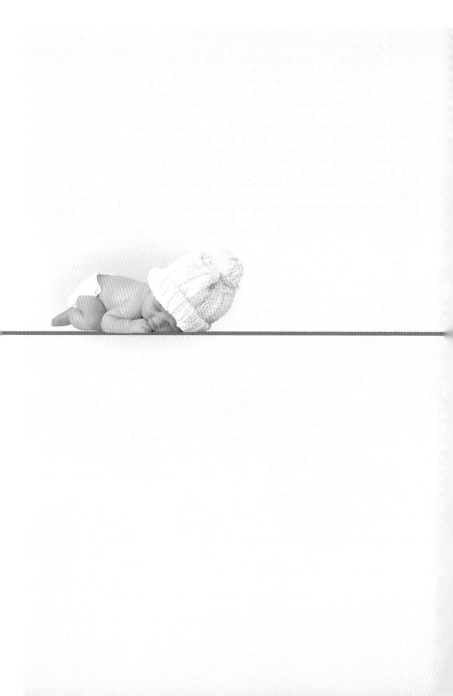

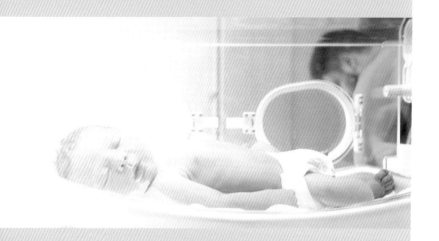

PART 3

住院患儿健康教育指导

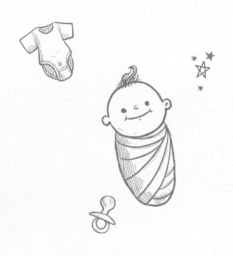

哪些情况是病理性黄疸，
需要住院治疗吗？

以下情况注意病理性黄疸，家长应及时送宝宝去医院就诊，以免耽误宝宝的病情。

🌼 黄疸出现过早，生下来就有或 1 天内出现，进展快；

🌼 黄疸重，手足心黄；

🌼 持续时间过长：足月儿超过 2 周以上，早产儿超过 4 周以上；

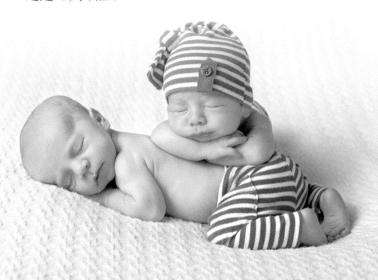

✿ 黄疸重,大便呈灰白色;

✿ 黄疸消退后又重新出现,或再度进行性加重;

✿ 新生儿出现黄疸后,伴有其他异常表现,如不肯吃奶、精神萎靡,哭吵不安或不哭,出现气急、体温不稳定或抽搐等症状。这几种情况家长应及时送宝宝去医院就诊,以免耽误宝宝的病情。

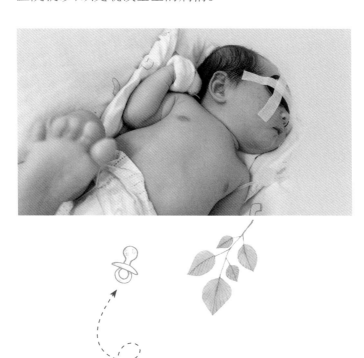

什么是新生儿胆红素脑病？
会有后遗症吗？

新生儿胆红素脑病是游离胆红素通过血脑屏障进入中枢神经系统，导致神经细胞中毒变性，出现神经系统异常的临床和亚临床表现，也称之为胆红素脑病。胆红素脑病患儿黄疸多较严重，全身皮肤黏膜呈重度黄染，少部分患儿可无明显黄疸，此多见于未成熟儿，特别是合并呼吸功能衰竭者，胆红素脑病一般可于重度黄疸发生后12～48小时出现症状，轻度者可见精神萎靡，吸乳无力，呕吐及嗜睡等，有时肌张力低下，此时如经及时治疗，可以完全恢复，不一定留有后遗症。如黄疸持续加重，可见哭声高尖，双眼凝视或上翻，四肢肌张力增高，两手握拳，双臂伸直与外展，或角弓反张，甚至发生呼吸衰竭而死亡，此时即使治疗存活，往往留有中枢神经后遗症(听力障碍、手足徐动、眼球运动受限、牙釉质发育不全、脑瘫等)。所以，及时、有效的治疗对胆红素脑病患儿疾病的恢复及预后意义重大。

新生儿黄疸的治疗方法有哪些?

新生儿黄疸的治疗方法包括:

🌼 多晒晒太阳:刚出生的婴儿很容易出现黄疸的现象,有时候宝宝在出院前就有黄疸升高,有时是回家几天以后才出现。所以妈妈需要细心观察,如果发现宝宝的面部偏黄,但是症状不是太严重,这时可以抱宝宝外出晒晒太阳,同时要注意遮住宝宝的眼睛,以免炎热的阳光灼伤宝宝的眼睛。

🌼 药物治疗:在医生的指导下给宝宝口服茵栀黄口服液,同时也可以给宝宝服用枯草杆菌肠球菌二联活菌多维颗粒等调节肠胃的药物,帮助宝宝排便,可以迅速降低血清胆红素水平。

🌼 母乳喂养相关的黄疸:早期出现的黄疸应注意母乳喂哺不

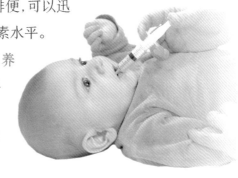

足,对出现较晚、一般情况好的黄疸婴儿,可试停 3 天母乳,之后恢复母乳喂养。

⚙ 如果宝宝黄疸症状持续

未消退:且逐渐加重,或突然加重,还有,宝宝出现精神萎靡、嗜睡、吮乳困难等症状,需要住院治疗,包括光疗,必要时换血等。

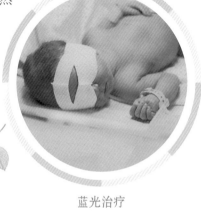

蓝光治疗

新生儿黄疸什么情况需要换血治疗?

换血指征:

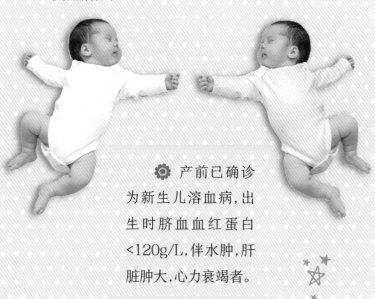

⚙ 产前已确诊为新生儿溶血病,出生时脐血血红蛋白<120g/L,伴水肿,肝脏肿大,心力衰竭者。

⚙ 血清胆红素生后24小时内>257μmol/L,24~48小时>342μmol/L,48小时后>427μmol/L,且主要是未结合胆红素升高者。

❀　光疗时未阻止胆红素升高,每小时仍升高达 8.55μmoI/L者。

❀　不论血清胆红素水平高低,出现早期胆红素脑病症状者。

大部分Rh溶血病和个别严重ABO溶血病有任一指征者即应换血;早产儿及前一胎有死胎,全身水肿,严重贫血者可放宽换血指征。生后已1周以上,体重较大、情况良好,无核黄疸症状者,即使血清胆红素达 >427.5μmol/L,而其中结合胆红素占85.5μmol/L以上,也可先用其他方法治疗。

换血治疗

什么是新生儿
母子血型不合溶血病?

新生儿母子血型不合溶血病又称新生儿溶血病,是母亲对胎儿红细胞发生同种免疫反应引起的溶血性疾病,在中国以ABO血型不合溶血病发生率最高,Rh血型不合溶血病发生较少,但Rh溶血临床表现比ABO血型不合溶血病重。MN溶血最为罕见。

本病主要有以下表现:

🔅 胎儿水肿:由严重溶血所致,少数可致死胎,存活儿可全身水肿,皮肤苍白,胸腹腔积液,并有心力衰竭表现,如心率增快、心音低钝、呼吸困难等,此常发生在严重的Rh溶血病儿,ABO溶血发生较少。

🌼 黄疸:最常见,多于出生后 24 小时出现,尤以 Rh 溶血出现早,多在生后 6～12 小时内出现,48 小时迅速加重。

🌼 贫血:轻者不易察觉,重者可因贫血引起心力衰竭,ABO 溶血早期少有血红蛋白低于 120g/L,而 Rh 溶血者出生后 48 小时内常降至 120g/L 以下,大部分 Rh 溶血及少数 ABO 溶血者可在出生后 3～6 周出现后期贫血。

🌼 肝脾肿大:发生在较大量溶血时,由髓外造血增生所致,以 Rh 溶血较常见。

🌼 全身表现:溶血重者可有精神萎靡、嗜睡、吃奶少、少哭。

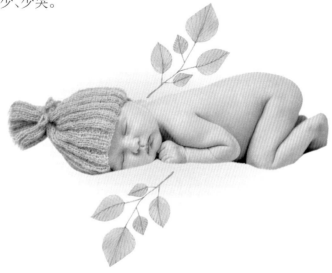

新生儿母子血型
不合溶血病如何治疗?

治疗原则是降低血清胆红素水平,防治胆红素脑病的发生,纠正贫血。

🌼 光照疗法:未结合胆红素在光的作用下,变成水溶性异构体,随胆汁和尿排出体外,从而降低血清胆红素水平,治疗时婴儿用黑布遮眼,除尿布外,全身皮肤裸露,持续光照,时间取决于胆红素水平。

🌼 换血疗法:
目的:

a. 换出新生儿体内致敏的红细胞及抗体,阻止溶血进一步发展;

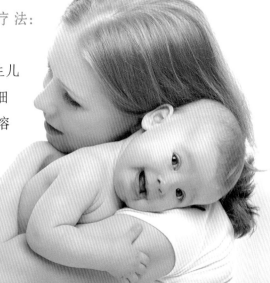

b. 换出血清胆红素,防止胆红素脑病发生;

c. 纠正贫血,防止心衰发生。

✿ **其他疗法**:补充白蛋白、纠正酸中毒可减少血中游离的未结合胆红素,可减少胆红素脑病的发生。

✿ **纠正贫血**:如贫血严重需输血治疗时,开始应少量输血,确信输血后未加重溶血,方可继续按需要量输入。

蓝光治疗

什么是新生儿败血症?

新生儿败血症是指新生儿期细菌或真菌经各种途径侵入新生儿血液循环,并在其中生长繁殖、产生毒素而造成全身性的感染。新生儿时期该病的发生率和病死率均较高。新生儿败血症一般主要是指血液中有细菌存在并持续繁殖,通过血培养可获得阳性细菌结果的一种病理过程。在具有细菌-免疫学诊断方面的证据,而并未获得阳性血培养结果时也可做出诊断。新生儿败血症仍是目前新生儿期很重要的感染性疾病,其发生率约占活产婴儿的 1‰~10‰,早产婴儿中发病率更高。

新生儿败血症有哪些表现？

　　新生儿败血症轻者表现为吮乳减少或无力，哭声低微或少哭，软弱无力而少动，可有呕吐或腹泻。部分患儿可伴有发热、体重不增、面色较苍白或皮肤花斑、黄疸等。重者体温不升或高热、不吃、不哭、不动、面色青灰或发绀、黄疸迅速加重。皮下可见出血点、肝脾肿大、心音低钝、心率快、呼吸困难或不规则、腹胀、呕吐或腹泻，甚至出现惊厥、昏迷。可并发肺炎、中毒性肠麻痹、腹膜炎、骨髓炎等。发生脓毒血症时约有 1/3 患儿并发休克、硬肿症或弥散性血管内凝血。

新生儿化脓性
脑膜炎表现是什么?

当细菌侵犯到大脑表面的脑膜时,就发生了化脓性脑膜炎。新生儿化脓性脑膜炎的表现是很不典型的。早期症状主要是吮奶无力或不吃奶、呕吐、精神不好、嗜睡、或不停地吵闹、突然尖叫、惊跳。细心的父母还会发现小儿双眼呆滞,眼珠上翻,前囟比平时略高,抚摸时有紧张感,有时可见面部肌肉小抽动。比较特殊的表现有挤眉弄眼,口唇不断作吮乳动作,或口角向一边歪斜。多数病儿有发热,少数全身发凉,体温不升。病情进一步加重时则出现四肢抽动,面色发青,口吐白沫等危症表现。发现上述任何症状,都要急送医院。

新生儿化脓性脑膜炎会遗留后遗症吗？

由于新生儿抵抗力差和脑膜炎症状不典型，使早期确诊和及时治疗存在一定困难，因此并发症及后遗症相对较多。并发症中以硬脑膜下积液、积脓较多见，后遗症中以脑积水、智力低下等较常见。新生儿化脓性脑膜炎的病死率近年来无明显下降，一般资料显示可达 12%～30%，低体重儿和早产儿可达 50%～60%。幸存者可留有失聪、失明、癫痫、脑积水、智力和(或)运动障碍等后遗症。早期诊断及时正确的治疗是成功的关键。如能及时诊断，尽早得到正确治疗，新生儿化脓性脑膜炎同样可以彻底治愈，对减少后遗症起着决定性的作用。

新生儿感染性
肺炎的临床表现是什么?

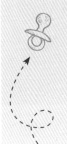

宫内感染性肺炎多于生后3天内出现症状;产时及生后感染多于出生3天后出现症状。常先出现体温不升或发热、反应低下、拒奶等一般感染症状。随后出现咳嗽、喘、口吐白沫、呛奶等症状。患儿口唇青紫,呼吸浅促、鼻翼扇动、吸气三凹征,两肺可闻细湿啰音。病情严重者可出现呼吸困难、呼吸暂停,甚至呼吸衰竭和心力衰竭。

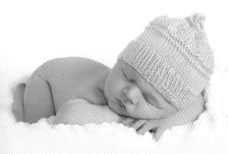
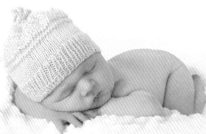

什么是新生儿呼吸窘迫综合征?

新生儿呼吸窘迫综合征(NRDS)又称肺透明膜病,是因肺表面活性物质(PS)产生和释放不足,导致广泛肺萎陷和肺顺应性下降,临床表现为进行性呼吸困难的综合征象,主要见于早产儿,胎龄越小,发病率越高。此外,糖尿病母亲生产的婴儿、无宫缩剖宫产儿、双胎的第二婴和男婴、多胎、宫内窘迫或窒息儿、有遗传史等婴儿发病率也较高。患儿生后不久即出现呼吸急促、呼气性呻吟、吸气时三凹征,继而出现呼吸不规则、青紫、呼吸衰竭。

哪些原因能引起
新生儿呼吸窘迫综合征?

从医学的角度来看,患新生儿呼吸窘迫综合征的情况分为3种:早产儿、糖尿病孕妇生产的婴儿及宫内窘迫和出生时窒息儿。

🔅 **早产儿**:新生儿呼吸窘迫综合征由缺乏肺表面活性物质引起。早产儿的肺发育较足月儿更不成熟,所以容易发生呼吸窘迫。出生后早产儿的肺仍会继续发育,只要能度过易发呼吸窘迫的高危时段,存活率将大大提高。

🔅 **糖尿病孕妇生产的婴儿**:患有妊娠糖尿病的准妈妈血糖高,胎儿的血糖也随之升高,胰岛素分泌增加,从而影响了肺表面活性物质的合成与分泌。

🔅 **宫内窘迫和出生时窒息儿**:新生儿窒息是指胎儿因缺氧发生宫内窘迫,或娩出过程中引起呼吸循环障碍。缺氧、酸中毒、低灌注可导致急性肺损伤,抑制肺Ⅱ型上皮细胞产生肺表面活性物质,从而影响了肺的发育。

什么样的新生儿
需使用辅助呼吸?

辅助呼吸的原则是根据呼吸窘迫或呼吸衰竭的程度,提供不同等级的呼吸支持,这种治疗应在呼吸困难症状变得明显时就要尽快开始。有以下问题的新生儿需使用辅助呼吸:

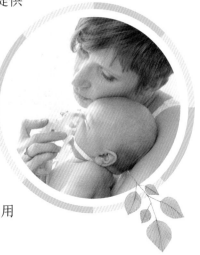

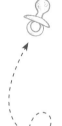

🔅 各种原因引起的呼吸衰竭:如肺部疾病,神经系统疾病,心血管疾病。

🔅 难治性低氧血症。

🔅 反复呼吸暂停,重症肺透明膜病。

🔅 严重呼吸性酸中毒。

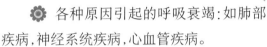

🌼 严重全身性疾病：如心肺复苏、多脏器器官衰竭。

🌼 严重脑水肿、颅内高压。

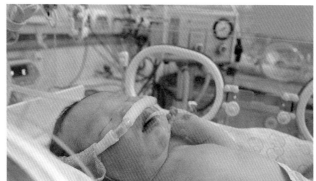

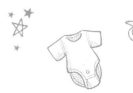

什么是新生儿咽下综合征?

　　正常情况下,胎儿在宫内可吞入少量羊水,对胎儿的胃黏膜并无刺激。但在分娩过程中,胎儿如吞入羊水量过多,或吞入被胎粪污染或已被感染的羊水,或含较多母血的羊水,均可刺激新生儿的胃黏膜,导致胃酸及黏液分泌亢进进而引起呕吐,即可发生新生儿咽下综合征。新生儿咽下综合征在新生儿期不少见,多见于有难产、窒息史或过期产史的新生儿。主要特点为因吞入大量羊水,出生后即出现呕吐,进食后呕吐加重,呕吐内容为羊水,也可带血。

　　症状轻者需暂禁食,给予支持治疗,待1至2天呕吐干净后可自愈,再及时进行母乳喂养,对孩子的健康影响不会很大。呕吐重者可洗胃。有水电解质紊乱者应予以纠正,适当补液。若频繁呕吐,吐出物中带有胎粪或呈咖啡色时,必须禁食,支持治疗及对症治疗。

新生儿贫血的病因是什么？

新生儿贫血病因大体分三类：失血性贫血、溶血性贫血、红细胞生成障碍性贫血。

失血性贫血又分为：

🌸 出生前失血：主要见于经胎盘失血，包括胎儿 - 胎盘出血、胎 - 母输血及双胎间输血。由于出血隐匿，出血量多少不等，出血速度可急可缓，因此临床表现各不相同。

🌸 出生时出血：多由于分娩时产科意外情况、胎盘及脐带畸形而引起。

🌸 出生后出血：多因出凝血机制异常、医源性失血引起。

溶血性贫血:以同族免疫性溶血性贫血多见,另外还有红细胞先天缺陷,红细胞获得性免疫性溶血性贫血及自身免疫性溶血性贫血,这些均同时伴有溶血证据,常见有胆红素增高。

红细胞生成障碍性贫血:新生儿原发性再生不良性贫血极少见,多数由感染、营养性缺陷、先天性白血病等所致。

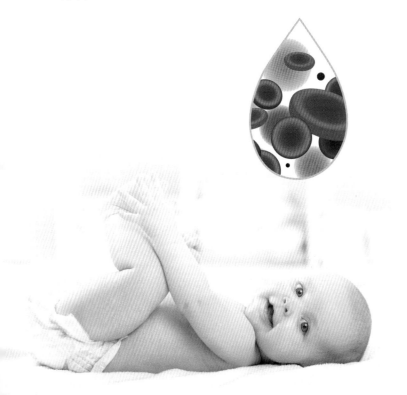

新生儿贫血一定需要输血吗?

新生儿贫血是婴幼儿时期比较常见的一种症状,长期贫血可影响心脏功能、体格及智力发育。贫血患儿可出现面色苍白或萎黄,容易疲劳,抵抗力低等症状。新生儿期如果血红蛋白低于80克同时伴有食欲差,体重不增或患有疾病时则有输血的指征。如是早产儿,生后2个月左右会出现生理性贫血,因早产使得铁储备不足很快会出现缺铁性贫血,因此,生后就应该补充铁剂以补充铁储备,必要时可应用促红素,尽量减少输血。

新生儿输血的不良反应有哪些?

　　输血发生输血反应是指在输血过程中或结束后,因输入血液或其制品或所用输注用具而产生的不良反应。规范输血不会有后遗症,但可能发生输血反应。不良反应的几率很低,在输血过程中,最常见的不良反应是:过敏反应:发生率为3%,症状以荨麻疹、眼面部血管神经性水肿为特征;其次是发热,发生率为2.9%,占输血总反应率的52.1%,主要特征为输血后15分钟至1小时内出现发热或继则高热,反应持续15~60分钟,然后逐渐好转,数小时后完全消退。其他的还有溶血反应、输血后紫癜、循环负荷过重、输血相关的急性肺损伤、输血相关性移植物抗宿主病及细菌污染性输血反应,但发生率均很低。在输血中应该密切观察患儿的体温、呼吸、心率、血压、神志、尿量及尿液颜色情况。

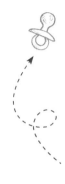

什么是新生儿惊厥?

新生儿惊厥是新生儿期常见的症状。新生儿惊厥动作与大孩子有很大不同,表现很不规律且常为局灶性,有时与正常活动不易区分,很少有癫痫大发作。可表现为突然出现的肌张力改变,以及阵发性痉挛如表现为面部、肢体局灶或多灶性抽动、局部或全身性肌阵挛,或表现为突发瞪眼、流涎、青紫、咀嚼运动、持续性眼偏斜、划船样动作等不显性发作。新生儿惊厥常见的病因有缺氧窒息、低血糖、低血钙、败血症、化脓性脑膜炎等,有以上病史的宝宝出现肢体抽动,家长更应给予重视,尽量到医院就诊由专业医师判断是否为惊厥。

引起新生儿惊厥的病因有哪些?

引起新生儿惊厥的病因很多,部分新生儿经各种检查后可能也找不到引起惊厥的原因。常见的惊厥病因有:

✿ 感染因素:脑膜炎、败血症、巨细胞病毒感染、单纯疱疹病毒感染、风疹病毒感染、梅毒等。

✿ 各种原因导致的脑缺氧缺血、颅内出血。

✿ 低血糖、低血钙、低血镁等电解质紊乱:长期或反复发作低血糖可造成中枢神经系统的永久性损害。低血钙、低血镁、高钠、低钠血症等电解质紊乱也引起惊厥。

✿ 先天性代谢性疾病:如氨基酸或有机酸尿症可出现新生儿惊厥,维生素 B_6 缺乏或维生素 B_6 依赖是引起惊厥的罕见病因。

✿ 家族性疾病:如癫痫等。

新生儿惊厥能治愈吗?

　　新生儿惊厥部分可以治愈。惊厥的治疗:首先是控制惊厥,其次是针对不同的原发病进行治疗。如血糖低应及时纠正低血糖;低血钙,给予补钙治疗;低血镁给予硫酸镁。败血症、化脓性脑膜炎等细菌感染应给予抗生素治疗,纠正体内电解质紊乱。如是先天发育异常、遗传代谢原因、脑膜炎、脑炎后遗症引起的惊厥除给予针对性治疗外,有些惊厥可能要长期用止惊药或进行康复功能锻炼。

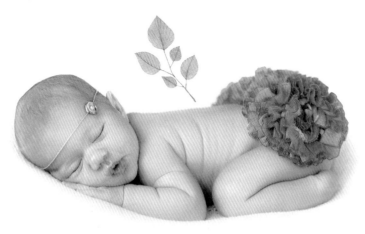

新生儿颅内出血能治吗？
预后如何？

新生儿颅内出血是一种常见的脑损伤，系由产伤和缺氧引起。在急性期，加强支持治疗，注意保持安静，减少搬动。应保持头部固定，保持呼吸道通畅。积极抗惊厥和控制脑水肿、颅内高压等。维持重要脏器尤其是脑部的血流灌注，维持血压、血糖稳定。对于一些出血范围大的颅内出血，可采取外科手术治疗。

新生儿颅内出血预后与其出血类型、出血部位、出血量有关。脑室周围-脑室内出血的近期预后与出血量大小有关，出血量越大，并发脑积水的发生率或病死率越高；远期随访，出血量大者多发生严重智能减退和运动功能障碍等。小脑出血预后差，生后不久即死亡。新生儿蛛网膜下腔出血主要系静脉破裂所致，出血量较小时，大多预后良好；少数也可因先天性颅内动脉瘤破裂所致，病情多危重，预后较差，病死率高达 40%。幕上硬膜下出血预后相对较好，而幕下硬膜下出血预后差。

新生儿缺氧缺血性脑病的发病原因是什么？

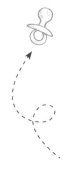

新生儿缺氧缺血性脑病是由围产期窒息引起的部分或完全缺氧,脑血流减少或暂停而导致胎儿或新生儿脑损伤,脑组织以水肿、软化、坏死和出血为主要病变,重者常有后遗症,如脑性瘫痪、智力低下、癫痫、耳聋、视力障碍等。新生儿缺氧缺血性脑病是新生儿窒息重要的并发症之一,是导致儿童神经系统伤残的常见原因之一。形成因素很多:首先是围产期窒息:包括产前、产时和产后窒息,宫内缺氧、胎盘功能异常、脐带脱垂、受压及绕颈;异常分娩如急产、滞产、胎位异常;胎儿发育异常如早产、过期产及宫内发育迟缓;其次如反复呼吸暂停、严重肺部感染、严重循环系统疾病、大量失血、严重颅内疾病等也可引起。

新生儿缺氧缺血性脑病
的临床表现是什么？

新生儿缺氧缺血性脑病的临床表现根据缺氧的程度表现各异：一般来说，轻者可能仅有激惹、反应低下或嗜睡，重者表现为意识减退、昏迷或惊厥，惊厥可为不典型局灶或多灶性，阵挛型和强直性肌阵挛型。意识障碍是本症的重要表现。极重症病例可出现中枢性呼吸衰竭，有呼吸节律不齐、呼吸暂停以及眼球震颤、瞳孔改变等脑干损伤；查体可见前囟饱满、骨缝分离、头围增大等脑水肿征象，患儿肌张力增加、减弱或松软。原始反射异常：如拥抱反射、吸吮反射等原始反射异常。

新生儿发生低钙血症
的原因是什么?

新生儿发生低钙血症常见的原因有:

⚙ 暂时性甲状旁腺功能抑制:最为常见,低钙血症发生在出生后2天内,多由于暂时性甲状旁腺功能抑制所致。因在妊娠晚期母血中的钙经胎盘主动输入胎儿的量增加,抑制了甲状旁腺功能。低出生体重儿、窒息和患呼吸窘迫综合征的新生儿甲状旁腺功能比足月正常新生儿更差,钙的贮备量少。有的生后几天内血中降钙素较高,也和低血钙有关。早期发病者的血钙常低于1.75mmol/L。

⚙ 牛乳喂养:低钙血症发生在出生3天以后,高峰在第一周末,多见于牛乳喂养的新生儿,因磷摄入量过多,钙磷比例失调,钙吸收障碍,使血钙降低。

⚙ 先天性甲状旁腺功能不全:较少见,

发病可早可晚,症状持续较久,达3周以上,但大部分患儿随年龄的增长甲状旁腺功能的发育仍可赶上正常婴儿,故属暂时性。

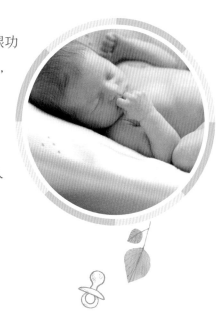

❀ 孕母患甲状旁腺功能亢进或患腺瘤:偶见,母亲甲状旁腺功能亢进,母亲血钙增高,抑制了胎儿甲状旁腺功能,新生儿出生后出现持久性低钙血症。

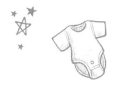

如何治疗新生儿低钙血症?

新生儿发生低钙血症发病者的血钙常低于 1.75mmol/L。因此补充钙剂治疗有特效。依据患儿病情,可给予静脉或口服钙剂治疗以维持血钙在正常范围内。另外针对不同的病因采取针对的治疗方法,如因喂养牛奶引起新生儿晚期低血症者,宜改用母乳或配方乳喂养;而甲状旁功能低下所致的低钙惊厥不易控制,除用钙剂外,可加用大剂量维生素 D,或有助于尿磷排泄的药物;在治疗时需监测血钙,以免血钙过高沉积在肾脏。对低钙惊厥可伴低镁血症,在补充钙剂的同时,需要监测和补充镁剂。

什么是先天性甲状腺功能低下？

甲状腺是一个内分泌器官。先天性甲状腺功能减退症（发病率大约是五千分之一）是由于多种因素造成的甲状腺激素的合成及分泌不足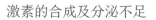而引起。以往称为"克汀病"或叫"呆小症"，是儿童时期常见的智残性疾病，早期无明显表现，此病发现迟对儿童智力发育影响很大，可导致身材矮小，智力低下，一旦出现症状，是不可逆的。常见的病因包括：

- ✿ 甲状腺不发育或发育不全。
- ✿ 甲状腺素合成途中的酶缺陷。
- ✿ 妈妈在妊娠期应用抗甲状腺药物治

疗,该药可通过胎盘抑制胎儿甲状腺素的合成。

    ✿ 个别地区孕妇饮食中缺乏碘,致使胎儿因碘缺乏而出现甲状腺功能低下。

    患儿的临床表现出现早晚及程度轻重与其甲状腺组织的多少有关。常见的表现包括:

    ✿ 过期产,出生体重超过4千克。

    ✿ 反应迟钝,婴儿哭声低哑,少哭多睡。

    ✿ 喂养困难,吮吸无力,食欲缺乏,吞咽缓慢。

    ✿ 腹胀,便秘,常有脐疝,黄疸消退时间延长。本病早期诊断尤为重要。目前国内、外都采用出生后2~3天的新生儿干血滴纸片进行初次筛查,作为早期诊断,若明确诊断后应终身服药。

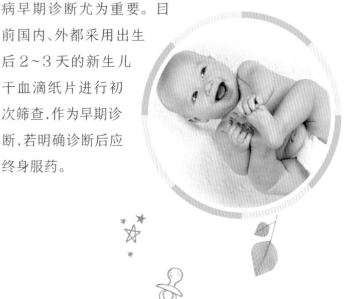

如何治疗
先天性甲状腺功能减退？

先天性甲状腺功能低下，应早期确诊，尽早治疗，以减少对脑发育的损害。一旦诊断确立，应终身服用甲状腺制剂，不能中断。甲状腺制剂有两种：

🌼 L-甲状腺素钠：$100\mu g$/片或$50\mu g$/片，含T_4，半衰期为一周，每日仅仅有T_4浓度的小量变动，血清浓度较稳定，每日服1次即可。婴儿用量为每日$8\sim14\mu g/kg$，儿童为每日$4\mu g/kg$。

🌼 干甲状腺片：$40mg$/片，是从动物中提取出来的，含T_3、T_4，若长期服用，可使T_3升高，使用时应予以注意。在随访过程中应注意监测生长发育情况及血清T_4、TSH血浓度，随时调整剂量。定期进行体格和智能发育情况评估。

先天性甲状腺功能减退
对预后有影响吗？

先天性甲减是儿童时期常见的致残性疾病,早期无明显表现,一旦出现症状,是不可逆的,过晚的诊断对儿童智力发育影响很大,此病可导致身材矮小,智力低下。治疗越早,预后越佳,目前新生儿疾病筛查的开展,使患儿有可能在出生后1~3周得到确诊和治疗。大多数早期治疗病例均可获得较高智商。若出生时即发现明显宫内甲低存在,如骨龄明显延迟、T_4水平极低、甲状腺缺如等,对智商影响具有高度危险性,遗留神经系统后遗症可能性较大。

新生儿低血糖症的病因是什么?

新生儿低血糖症是新生儿期常见病,多发生于早产儿、足月小于胎龄儿、糖尿病母亲婴儿及新生儿缺氧窒息、硬肿症、感染败血症等。其中以糖尿病孕妇分娩的新生儿多见。糖尿病孕妇的慢性高血糖症未得到改善,可直接导致胎儿慢性血糖增高,并进而促使胎儿胰岛素分泌增加,胰腺增生和 β 细胞增多,发生胎儿高胰岛素血症,当分娩后,胎儿来自母亲恒定的血糖突然中断,同时伴有的高胰岛素血症则易引起婴儿低血糖。低血糖的发生率为 25%～50%,多于生后 24 小时,尤其是生后 1～12 小时内发生,并可持续到生后 24～72 小时。

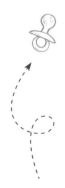

新生儿低血糖症的表现是什么？

新生儿低血糖常缺乏典型临床症状,多出现在生后数小时至1周内,或伴发于其他疾病过程而被掩盖。无症状性低血糖较有症状性低血糖多10~20倍,同样血糖水平的患儿症状差异也很大。新生儿低血糖的症状和体征常非特异性,主要表现为反应差、阵发性青紫、震颤、眼球不正常转动、惊厥、呼吸暂停、嗜睡、拒奶等,有的出现多汗、苍白及反应低下等。

新生儿低血糖症如何治疗？

当新生儿血糖水平低时,应即早开奶,同时可试喂糖水;当出现低血糖症状时,应立即静脉注入 10% 葡萄糖液 2ml/kg,速度为 1ml/min。随后继续滴入 10% 葡萄糖液,速度为每小时 3~5ml/kg 或葡萄糖液滴入速度为每分钟 5~8mg/kg,以维持正常血糖水平。并定时监测血糖数值和患儿的精神反应,当血糖不能维持正常水平时,外周静脉输注葡萄糖的最高浓度为 12.5%,如超过 12.5%,应放置中心静脉导管,以提高输糖浓度。在血糖 >2.2mmol/L 达 1~2 天后,可逐渐减慢输糖速度至停止输注葡萄糖。上述方法不能维持血糖水平可加用激素,氢化可的松每天 5~10mg/kg 至症状消失、血糖恢复后 24~48 小时停止,可持续用至 1 周。或同时用胰高血糖素 0.1~0.3mg/(kg·次),肌注,必要时 6 小时后重复应用。肾上腺素、二氮嗪、生长激素仅用于慢性难治性低血糖。

新生儿阴囊内肿物可能是什么？
如何治疗？

新生儿阴囊内的肿物最常见于睾丸扭转、急性鞘膜炎和鞘膜积液,此外腹股沟疝、阴囊脓肿、特发性阴茎阴囊水肿等疾病均可引起阴囊的包块和红肿疼痛。

❀ **鞘膜积液**:对于新生儿期的鞘膜积液,因其可自行消退,不必急于手术。如积液不消退且张力不高,可待5~6岁时再行手术。

❀ **腹股沟疝**:目前国内外学者普遍认为腹股沟疝患儿六个月以后自愈的可能性并不大,目前《儿科学》(第8版)已经把保守治疗的年龄降到一岁以下。由于新生儿手术有一定难度,条件允许下可将手术时机选择在出生六个月左右,若经常发生嵌顿者手术时机应提前。

💠 **睾丸扭转**：常表现为睾丸部位剧烈疼痛,新生儿症状常不明显,睾丸虽增大变硬但无明显疼痛,彩超提示睾丸血供减少或消失,急症手术是挽救睾丸的唯一措施。患儿家长发现患儿有此类情况的时候,应迅速前往医院进行就诊,不可自行处理,以免造成终生遗憾。

💠 **急性鞘膜炎**：往往有不同程度的感染症状,体温一般不会太高,治疗以抗感染为主,如有腹部感染征象者,可加用抗厌氧菌药物。

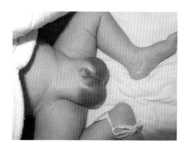
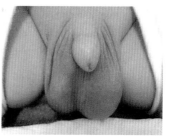

图书在版编目（CIP）数据

儿童健康好帮手 . 新生儿疾病分册 / 王亚娟，刘翠青主编 .
—北京：人民卫生出版社，2017

ISBN 978-7-117-24403-9

Ⅰ.①儿… Ⅱ.①王… ②刘… Ⅲ.①儿童 - 保健 - 问题
解答 ②新生儿疾病 - 诊疗 - 问题解答 Ⅳ.①R179-44
②R722.1-44

中国版本图书馆 CIP 数据核字（2017）第 077907 号

人卫智网	www.ipmph.com	医学教育、学术、考试、健康， 购书智慧智能综合服务平台
人卫官网	www.pmph.com	人卫官方资讯发布平台

儿童健康好帮手——新生儿疾病分册

主　　编：王亚娟　刘翠青
出版发行：人民卫生出版社（中继线 010-59780011）
地　　址：北京市朝阳区潘家园南里 19 号
邮　　编：100021
E - mail：pmph @ pmph.com
购书热线：010-59787592　010-59787584　010-65264830
印　　刷：北京顶佳世纪印刷有限公司
经　　销：新华书店
开　　本：787×1092　1/32　　印张：5.5
字　　数：85 千字
版　　次：2017 年 5 月第 1 版　2017 年 5 月第 1 版第 1 次印刷
标准书号：ISBN 978-7-117-24403-9/R·24404
定　　价：24.00 元

打击盗版举报电话：010-59787491　E-mail：WQ @ pmph.com
（凡属印装质量问题请与本社市场营销中心联系退换）